Easy 007

90%的病自己會好

作　　者　　岡本裕
譯　　者　　黃文玲
審　　稿　　張淩虛
責任編輯　　周詩婷
總 編 輯　　徐仲秋
版權經理　　郝麗珍
發 行 人　　蘇拾平
行銷經理　　陳雅雯
總 經 理　　陳絜吾
出 版 者　　大是文化有限公司
台北市100重慶南路一段121號5樓之5
編輯部電話：（02）2375-7911
編輯部傳真：（02）2375-6999
E-mail：haom@ms28.hinet.net

詢問購書相關資訊請洽：（02）2311-3678
郵政劃撥帳號　19983366 戶名／大是文化有限公司

營運統籌　　大雁出版基地
業務・企劃　　郭其彬、王綬晨、夏瑩芳
讀者服務專線（02）2311-3678
24小時讀者服務傳真（02）2375-5637
讀者服務E-mail：andbooks@andbooks.com.tw

香港發行　　大雁（香港）出版基地・里人文化
地址：香港荃灣橫龍街78號正好工業大廈25樓A室
電話：852-24192288
傳真：852-24191887
E-mail：anyone@biznetvigator.com

封面設計　　引線視覺設計
內頁排版設計　　果實文化設計
印　　刷　　韋懋實業有限公司
2010年5月26日初版一刷
2010年8月09日初版四刷
定價／250元
ISBN 978-986-6526-56-5　　Printed in Taiwan

國家圖書館出版品預行編目資料

90%的病自己會好 / 岡本裕著；黃文玲譯 --初版, --臺北市：
大是文化，2010.05 面； 公分． --（Easy；007）
譯自：9割の病気は自分で治せる

ISBN 978-986-6526-56-5（平裝）

1. 國民健康管理

412.5 99007292

大是文化

90%的病自己會好！

哪些病其實不用吃藥？如何用小習慣啟動自癒力？

腦外科權威、惡性腫瘤名醫 岡本裕 醫師◎著
黃文玲◎譯

9割の病気は自分で治せる

CONTENTS

【推薦序一】亞東醫院新陳代謝科主任　王治元……010
【推薦序二】臺大醫院整合中心主任　余家利……012
【推薦序三】中醫師全聯會名譽理事長　林昭庚……018
【推薦序四】許醫生自然診所負責人　許達夫……021
作者簡介　不開藥的名醫——岡本裕……028
前言　好病患未必能得到好治療……030
喜劇疾病與悲劇疾病……032
你是「好」病患嗎？……033
如何自保健康……035

第1章　排隊三小時，爲什麼看診只有三分鐘？

是診療？還是判斷？……038
不問診療品質、只問診療人數……042
疾病其實只分三種……045

醫生的使命是治療第二類疾病……046
你得知道醫院的心態……050
「基準值」可以創造病患……052
愈來愈少醫生投入重症醫療……054
他們爲什麼選擇自行開業？……058

第2章　關於吃藥這件事

不開藥，求診的人卻愈來愈多……062

高血壓

不吃藥，身體反而變好……065
吃藥只能治標，無法治本……067
血壓升高，可能是好事……070
降低血壓就能解決問題嗎？……072
請思考血壓變高的眞正原因……074

糖尿病

不要靠吃藥求心安……077

CONTENTS

高血脂 膽固醇愈低愈好？……083
肥胖 減肥的重點是……089
新陳代謝症候群的眞相……093
腸 便祕是萬病之源……098
胃 胃潰瘍眞的是胃酸造成的嗎？……106
頭痛 常吃止痛藥的危險……109
腰痠背痛 痠痛貼布的後遺症……112
皮膚 過敏，如何根治……114
睡眠 失眠，是身體在警告你……117
憂鬱 抗憂鬱劑，注意開藥者的專長……121
吃藥必須設下期限……126

第3章 健康與生病的分水嶺

自癒力決定你的健康……130

檢查不出毛病不代表沒事……134
中醫的宗旨在提高人體自癒力……136
健康和生病的分界點……139

第4章 提高自癒力，不必有壓力

醫生的職責是啓動你的自癒力……144
對症療法只能緩和症狀……148
提高自癒力才能根治疾病……150
吃藥是最後的選擇……153
開藥與健檢是迷人的誘餌……158
愈依賴醫生病愈難醫好……163
生病是因爲你忍耐討厭的事……164
年過四十要活得「任性」一點……166
「勉強及格」的態度對身體有益……170

CONTENTS

提高自癒力，14種習慣一半就夠……172
1、別再把上身向前傾了……173
2、偶爾緩慢地深呼吸……174
3、堅持食材……175
4、不可輕忽便祕……177
5、善用基礎營養補充食品……179
6、有空就來按摩手指……183
7、順便刺激穴道……184
8、養成洗冷熱水澡的習慣……184
9、促進血液循環的「小腿肚按摩」……186
10、易筋功很簡單！……186
11、每天至少走六千步……187
12、睡足七個小時……193
13、出國旅行和閱讀……195
14、控制藥物攝取量……197

第5章 這樣「看」醫生才好得快

不可以把自己當成生病的人……200
你才是自己的主治醫生……201
用常識就能做判斷……202
私下問才聽得到實話……206
設法交到醫生朋友……207
好醫生應該具備的條件……209
「健康」檢查？……210
看診不要太客氣……211
你認眞醫生才會認眞……212
治療方法要定期檢討……213
不必給醫生紅包……215
請把醫生當成平常人……219
不要反抗、不要服從……220

CONTENTS

第6章 一起終結喜劇疾病

我們的醫療費用都用去哪裡了？……222
這是一個惡性循環……226
如何讓醫療資源用對地方……227
醫療體制一定會改變！……231
最終……234
致謝……236

自己保養好，健康有回報

王治元
亞東紀念醫院新陳代謝科主任
中民國內分泌學會理事

這是一本很有趣的書，因爲作者是臨床醫師，但又以非醫師的角度，加上人生哲學觀，來告訴一般的民衆，當你覺得生病時，應該用何種正確的態度，與醫師或醫療人員溝通。

其實臨床醫師不是神仙，也是個普通人，只是在醫學知識的修習上，具有專業的素養。近年來的台灣社會，已經逐漸脫離了白色巨塔的迷思，醫師不再神格化，相信您在看這本書時，會有同樣的感受。因爲，**我們對各類的醫療處置，可能有個人不同的看法，但是養成正確的就醫觀念，應該是減少醫療資訊不對稱的**

重要關鍵。

一句衷心的建議：我們一生的儲蓄銀行，包括健康、親子與金錢，我們容或可以存很多錢，可是健康與親子關係卻常被忽略。造物者很公平，大自然的準則是「自己保養好、健康有回報」。希望您在看完這本書之後，能對照顧自己及家人的日常健康，更有概念。

本文作者簡介：

- 臺大醫學院生理學博士
- 臺大管理學院商業管理碩士
- 亞東紀念醫院內科部主任
- 亞東紀念醫院新陳代謝科主任
- 中民國內分泌學會理事

一起來學習岡本醫師的睿智及勇氣

余家利
臺大醫院內科主治醫師
臺大醫學院整合中心主任

翻開這本書名有點驚悚的書，眞的嚇了一跳。

身爲一位穿了三十八年白袍的臨床醫師，倒不是被《九〇%的病自己會好》這個書名所驚嚇，而是被書中所描繪的日本優質醫療文化，在歷經三十年之後，竟然墮落到能夠媲美台灣的醫療生態所震撼。

讓我更加疑惑的是，這位原本以切開患者的腦袋瓜爲業的神經外科岡本裕醫師，是不是自己也頭殼壞掉了？竟然膽敢挑戰現今主流醫學的神主牌——醫療經濟學。他的大膽批評包括如下：

（1）患者等候三小時卻只得到看診三分鐘；
（2）不太需要的檢查做了一大堆；
（3）高價及高科技的檢查做了太多；
（4）吃了一大堆不需要吃的藥物。

看完他的書，不肖的我竟然頭殼也壞掉了，鼓起勇氣，心虛地提出了一項我們引以爲傲、遠遠超越東洋、更是獨霸全球的醫療文化——就是大家見怪不怪、「美」名昭彰的「醫院瞎拼文化」。

每當我在教學門診教導年輕醫學生看病時，一定會提醒未來的大醫師們說：「各位千萬要睜大眼睛，今天來看診的初診患者，可能會帶來一大堆瞎拼南、北各大醫院的檢查戰利品，以及一大包藥物過來……，千萬不能掉以輕心！」

可見國內的醫療文化博大精深，非東、西洋醫學先進國家所可比擬！

岡本醫師因不甘被「醫院經營者」以溫水煮青蛙的凌遲方式，剝削成爲「過勞死醫師」，只好化身爲本書中所描繪的「落跑醫師」，經過一番改頭換面後，突變爲患者的醫療諮詢顧問，自詡爲從小富於想像力，而且勇於實現理想的「勇者醫師」。

他可能在行醫過程中，對醫學倫理與臨床診療之間存在的矛盾及不滿憋了很久，轉行之後，終於逮到機會將炙熱的岩漿，從火山口噴發出來。

首先，他將「健康」與「疾病」的概念作了非常棒的詮釋。接著他將人類的疾病進行分類如下：

第一類疾病：看不看醫師都會自動痊癒，占日本日常診療業務的七至九成。

第二類疾病：看了醫師才會痊癒，不看醫師就無法痊癒。

第三類疾病：看不看醫師都不會痊癒。

岡本醫師將罹患第一類疾病的患者戲稱爲「肥羊患者」。第一類疾病包括新陳代謝異常、過度壓力、不良生活習性、環境因素干擾，以及自律神經失調所引起的諸多疾病。

岡本醫師的論點是：**這些疾病不需吃藥，只要調控這些因子就能得到「體內平衡」而自癒。吃藥反而會破壞體內平衡、抑制腸內淋巴系統的正常免疫功能，進而阻礙自癒能力**。

個人認爲這個論點只能針對「環境因素」及「自律神經失調」所引起的第一類疾病的一部分有效而已。另外，岡本醫師所推薦的健康食品及益生菌，在健康促進所扮演的角色仍然未定，需要更多的科學證據才能證明。

在我個人有限的知識中，認爲人類的疾病繁多，病因更是錯綜複雜，包括基因（先天性遺傳體質）、環境因子、感染及體內恆定狀態的破壞、自體免疫反應、神經－內分泌系統的失衡……等衆多因素所引起。另外，還有更可怕的細胞基因突變所引起的惡性腫瘤在威脅我們。

現今的主流醫學的核心價值是「早期診斷與早期治療」，但是對於患者的身心調適及生活品質的提升稍嫌不足。因此，每個時代在主流醫學之外都另有「替代醫療」出現，用來撫慰憂慮、徬徨、及無助患者的心靈。

現代醫學之父、美國約翰霍浦金斯大學醫學院威廉·奧斯羅教授的傳世名言：「**醫學是一門機率的科學。**」至今仍爲醫療上的最高指導原則。任何疾病即使經過高科技的檢查、高價的3D影像分析、高明醫師的邏輯推理，所下的診斷及治療仍然無法滿足患者的需求，可見醫學仍有很多的盲點存在。

岡本醫師所指出的不用吃藥、只需維持體內平衡的第一類疾病，自古以來占門診患者的四〇%左右，另外三〇%左右是因疾病診斷基準的閾值（threshold，又叫臨界值，是指一個效應能夠產生的最低值或最高值），爲了因應早期診斷與治療的目的而下調所導致的。

岡本醫師很勇敢地指出這些情況，已經觸動了醫療經濟學領域的最敏感神經，恐怕會引起醫療維新的洶湧波濤。

這本以「患者」爲中心來考量患者最高福祉的準醫學教育書籍，不僅值得患者研讀，更值得第一線醫護人員，來共同學習岡本醫師的睿智及勇氣，早日啓動「醫爲仁術」的台灣醫療維新運動！

本文作者簡介：

- 臺大醫學院內科教授
- 臺大醫院內科部主治醫師
- 臺大醫學院分子醫學研究所教授
- 臺大醫院輔助暨整合醫學中心主任
- 高雄醫學院醫學系畢業
- 日本東京大學醫學博士
- 美國德州大學西南醫學院風溼病科研究員

專長領域：免疫風溼疾病之臨床及基礎研究

另一種養生新方式

林昭庚 中華民國中醫師全聯會名譽理事長

中國醫學源遠流長，博大精深，自有典籍記載以來，即超過三千年的歷史，不僅具有完整的醫學理論，更累積無數醫家的臨床智慧，迄今仍廣為世人使用，極具珍貴價值。

人們自古便希望健康，更渴望長壽，一個人身體要健康，必須要具備四個基本條件：

第一、要有規律的生活；

第二、要有適當的運動；

第三、要有均衡的營養；

第四、要同時修身養性，讓自己能夠有一個快樂的人生觀。

岡本裕是日本頂尖腦外科醫師，專長惡性腫瘤的臨床治療與研究，他在治療過程中，大多儘量不開藥給患者，但接受其治療及建議的慢性病及癌症患者，復發率卻很低；雖然身爲醫師，卻希望患者不要過度依賴醫生及藥物，因而寫下《九〇％的病自己會好》，總結從醫二十多年的診療經驗結晶，教導患者如何保護自己，亦提出養生調理的相關事項及提高自癒力的方法。

綜觀現代社會，雖然進步的科技、發達的醫藥，帶給人們舒適的生活，卻使人們的生活品質日益惡化，罹患文明病及退化性疾病年齡層亦逐年降低。

隨著生活水準的提高，人們對於自身的健康亦日益重視，目前市場上琳瑯滿目的保健工具、養生健康食品，無一不是在宣告「活得老，更要活得好」，善用各種「養生之道」來追求健康、延緩衰老，已成爲新世紀人類的共同課題，而如何運用知識與科技，**選擇適當的保養工具，使自己聰明地抗老化、保健康，正是現代人們迫切需要的**。

《九〇%的病自己會好》之出版，爲讀者帶來另一種養生新方式，誠爲坊間不可多得之書籍，時值本書出版之際，特爲文推薦。

本文作者簡介：

● 現任中華民國中醫師全聯會名譽理事長。

● 台灣第一位中醫針灸博士、中國醫藥大學中醫系教授，致力於針灸醫學科學化，是醫學界推崇的中西醫學整合養生權威。

自己就是最好的醫師！

許達夫

台中市許醫師自然診所負責人
《感謝老天，我活下來了》作者

走進白色象牙塔，請自求多福，因爲生病想要好，得靠自己！

看完《九〇%得病自己會好》這本書，作者所描述的一切，幾乎都是台灣現況的翻版！

我從以下幾方面，來看目前台灣的醫療現況。

病人：中國人曾經被形容爲東亞病夫，因爲喜歡看病吃藥，更喜歡道聽塗說，尤其是草藥，愈來路不明愈喜歡吃，愈貴愈覺得有效。加上健保之後，看病方便，更喜歡就醫，一生病就往醫院跑，台灣有太多太多作者所說的第一類不治療也會好的病人。

醫學：醫學不分中西，只要治好病人就是好的醫學。正統西醫有高科技，有科學根據，診斷很明確，但是治療很痛苦；中醫診斷含糊，無科技，但是治療很溫和，注重調理。自然療法著重回歸自然，主張不吃藥，以自然有機生機，來提高病人免疫力，讓病人發揮自癒力。各有優點，彼此可以截長補短，最終結合成最理想之整合醫學。

正統醫師：醫師在醫院所學的，都是以破壞方式來達到治病療效，只有治療醫學而無預防醫學，對急診急救確有一套，但對慢性病如糖尿病、高血壓、癌症卻束手無策。而專科醫師之養成，讓醫師過度專業，導致看病只看他專業部分，結果是「醫病不醫人」、「頭痛醫頭，腳痛醫腳」，要「視病如親」如登天之難！

醫院醫療：台灣自健保實施以來，醫院便呈現兩極化，不是醫學中心就是小診所，中型醫院已毫無生存空間。由於健保財務幾近倒閉，醫療給付偏低，醫師爲了生存，到處搶病人，導致不該住院的住院，不該手術的手術，不該給藥的給藥，弊端叢生，醫療品質一落千丈，最後受害的是病人！最近醫學中心主任教授及地方醫師們竟然集體幹起造假、犯法、黑心之事，實令人髮指！

寫到這裡，剛好看到新聞播出有人投書監察院，指出某位大醫院骨科主任一個門診看三百人，平均一個病人看一分鐘也要五小時！監察院去函衛生署要求改進，該位醫師接受媒體訪問，顯現是一位良醫樣，他說能多爲病患服務是醫師的天職，病人也力挺這位醫師是好醫師！醫院院長更振振有詞說，這麼盡心盡力的醫師，褒獎都來不及，哪裡犯法？

爲看一位名醫，即使只看診一分鐘，病人也願意等上幾小時，這就是台灣醫療現況，是世界奇觀！

我就實際遇過一個案例。一位中年婦女來看診時，很激動地述說她的恐怖就醫經驗，幾年前她因爲腹脹到醫院檢查 被告知是子宮肌瘤，醫生建議她切除子宮。病人認為年事已大，切除子宮沒關係，就答應動手術。

哪知在手術中，醫師突然通知家屬進開刀房，告知病人不是子宮肌瘤，而是直腸癌轉移到子宮，整個腹腔都是癌症，要治好的話，必須切除肛門、直腸、卵巢、子宮，淋巴，再做人工造口、人工膀胱。

家屬騎虎難下只好同意，這位大醫師技術一流，花了十幾小時完成手術，很幸運手術順利。但病人清醒後卻差點崩潰，怎麼身上會有幾十根管子，大、小便都從腹壁出來？怎麼會變成這樣？

子宮肌瘤與直腸癌轉移到子宮，是完全不同的診斷，為什麼醫師術前不告知？我審視她的病歷，發現在術前腹腔檢查報告，早就寫得很一清二楚！為什麼醫生卻不告知病人呢？答案很簡單，如果醫師術前據實以告，病人早就被嚇跑了，哪裡還會答應接受這種可怕的手術？要是這樣，這位醫生就沒有開大刀賺大錢的機會了！

醫生為個人利益隱瞞事實，先下手為強，這是在醫學中心常發生的病例！我常提醒病人到大醫院就醫，一定要copy重要檢查報告，必要時要多尋求其他意見，更要自求多福！

一位來自美國退休的建築師來看診時，跟我說兩年頸部發現一個腫瘤，逐漸變大，他回台灣到醫學中心檢查，經切片證實是甲狀腺癌，醫生警告他說，已經拖了兩年，要立即接受根除手術！他心生疑慮，來問我意見。

我看他頸部腫瘤長在外側，不像甲狀腺在頸部中央，而且一觸摸是軟軟的，這根本不是癌症，因爲癌症都是硬硬的，這是良性腫瘤，經我手術後送檢，證實是良性神經纖維瘤。他確實得了甲狀腺癌，但與這個神經瘤無關，所以後來局部切除甲狀腺癌後，病人兩個星期就高高興興出院回美國去了。

醫學中心醫師連基本的觸摸檢查都不做，硬是要做根除手術，如果手術眞的動下去，病人絕對會聲音沙啞，吞嚥困難，終生都要服用甲狀腺素！或可能因爲副甲狀腺也被切除而造成鈣質流失，骨質疏鬆……一連串的後遺症！

醫師的誤診誤醫，常造成嚴重之後果，甚至病人之死亡！

我在七年前罹癌接受放化療後，腫瘤消失，醫師建議手術及大化療，我斷然拒絕，醫師預測我活不過三年，如今我不僅活過七年，身體更健康快樂！四年前我成立全台灣唯一的癌症自然療法診所，至少已診治過四五〇〇人，這寶貴的臨床經驗告訴我，西醫治療不僅治不好癌症，反而常常更加速病人之死亡，**很多病人是死於併發症而不是癌症**。

人爲甚麼會生病？絕大部分都是自己造成的！如壓力大、勞碌命、飲食不當、憋尿憋大便、不運動、失眠熬夜、菸酒檳榔、退休老化等所造成的。**生病之後最需要的是立即懺悔自己的種種不是，加以改過，而不是進出醫院，吃一大把藥，以爲就可以放心！**

中醫主張「去邪扶正」是非常有道理，在治癌方面，我獨創雞尾酒療法，首先要求病人西醫治療要適可而止，要看開生死，勇於面對，正面思考，減少壓力，改變飲食，勤練氣功，大量喝ＡＱ一四〇〇抗氧化水，服用有科學根據的中草藥，吃天然有機食品，配合免疫細胞療法，最後是發大願！能認同我的理念、能心念轉變者，都可輕易活過五年！

作者很清楚的提出各種疾病的發生，如何自癒，不需求醫，更指出自己就是最好的醫師。

發明家愛迪生說過：「未來的醫師不需要開藥。」（Doctors in future give no medicine.）希望這不是夢想！

本文作者簡介：

- 曾任林口長庚、台南奇美、台中中山醫學中心腦神經外科主任、前嘉義聖馬爾定、台中林新醫院民醫療副院長、中華民國外科醫學會醫療品質委員會委員。
- 現任台中林新醫院神經外科主治醫師、自然醫學診療中心負責人。
- 著有《感謝老天，我得了癌症！》、《感謝老天，我活下來了！》一書。

不開藥的名醫─岡本裕

日本人是出了名的愛吃藥，藥品消費金額在世界排名第一。一九八〇至一九九九年期間，有一種叫做「腦循環代謝改善藥」的藥，標榜能改善腦梗塞、預防及治療癡呆症，其實一點效果也沒有，卻在日本狂賣了兩兆日圓（約新台幣六億六千五百萬）。在這麼愛吃藥的國度，居然有人能以不開藥而成為名醫，這個人就是腦神經外科名醫岡本裕。

岡本裕出生於一九五七年的大阪市，從大阪大學醫學部、研究所畢業後，在大阪大學醫院、大阪市立醫院的麻醉科、加護病房（ＩＣＵ）實習，成為專業腦外科醫生。之後在大阪大學的細胞工程中心，研究癌症的免疫療法和遺傳療法，一直在從事惡性腦腫瘤的治療與研究，並取得醫學博士學位。

從他在大型醫院擔任醫生時，就一直在思考日本醫療體制與做法。他的治療方式不但盡量不開處方，也要求病患只做最低限度的檢查。一九九三年，他終於辭去臨床醫生的工作，並於一九九五年與理念相同的朋友成立「二十一世紀的醫療‧醫學思考會」這個非營利組織，開始在日本各地宣導健康資訊，開辦健康講習會。

二〇〇一年，岡本裕成立e-Clinic診所，到二〇〇九年為止，已為二千四百多名癌症病患提供專業諮詢，他所建議的方式，臨床數據顯示：病患在淋巴球數的增加、生活品質的提高以及存活率的提升，都得到顯著的改善。也因為復發率極低、能夠徹底根治，上門求診的病患絡繹不絕。

現在他為癌症、慢性病、臨終患者提供醫療諮詢，也從事健康資訊宣傳、治療講習會、中醫治療團等服務。共著有《九〇%的病自己會好2：遇到一〇%的病該怎麼辦？》（暫譯，中經出版）《從宣告死亡到生還》（暫譯，講談社）、《癌症痊癒的必須條件》（暫譯，Kanpo出版）等書。

前言　好病患未必能得到好治療

假如有一天，高血壓、糖尿病、高血脂症*、肥胖症、痛風、便祕、頭痛、腰痛、失眠、自律神經失調……等疾病的病患突然覺醒，都不去醫院接受藥物治療，因爲他們發現居然靠自己的力量就能治好疾病，因而拒絕吃下過多的藥物、接受不必要的檢查——如果眞的發生了這種與現實完全相反的狀況，那會怎麼樣？

這樣的假設在現今的醫療風氣下，應該會被斥爲無稽之談吧！但如果有一天眞的發生了呢？是病患會感到困擾？還是醫生會很傷腦筋？不，我想無論是病患或醫生，都不會感到頭痛才對。

我這人有個怪毛病，腦子裡常會出現一些奇妙的想法，盡是天馬行空，想像一些根本不可能發生或存在的事，我會在腦海中將這些想法不斷擴大，然後漸漸地，幻想不再是幻想，甚至陷入幻想成眞的錯覺，不知不覺中，不可能會發生或存在的事，竟然成爲可以改變窘境的創意，讓人感到不可思議。

就在我的幻想正要進入最後階段、迎向幸福之際，總會有護士催促我趕快看下一個病人，讓幸福的感覺如朝露般迅速消失，就像有人從背後扯了我頭髮一把，把我的思緒立刻拉回現實世界，不過，幻想卻從此烙印在腦海中，揮之不去了。

這次的幻想是在我進行診療時，突然從我腦中閃過的靈感，而且持續的時間居然比以往都來得長。是因爲我看診的空檔太長了嗎？還是下一個病患臨時取消看診了呢？我也記不得了，只要沒人把我拉回現實，我的幻想就會繼續無限擴大。

※高血脂症（HL：Hyperlipideia）：指血液中所含的脂肪物質（中性脂肪或膽固醇等）過高。

喜劇疾病與悲劇疾病

其實，本文開頭提到的疾病，都可以靠自己的力量治癒。

話說回來，我身邊的人通常把高血壓、糖尿病、高血脂症、肥胖、痛風、便祕、頭痛、腰痛、失眠、自律神經失調等，歸類爲「喜劇疾病」。會取這樣的名字，理由很簡單，因爲通常悲劇裡的主角，是絕對不會罹患這些疾病的。請大家想像一下《在世界的中心呼喊愛情》這部電影，如果女主角罹患的不是白血病、而是新陳代謝症候群*的話，故事還會這麼轟動嗎？

從事醫護工作的人會把喜劇疾病和悲劇疾病分得非常清楚，因爲這兩種疾病是截然不同的。喜劇疾病基本上可以靠自己的力量治癒，如果說有需要借助醫生的地方，充其量不過是從旁提供一些建議罷了；但悲劇疾病卻不行，在治療過程中要靠醫生和病患密切溝通，建立醫病之間的信賴關係，找出適合個別病患的治療方法，一起努力朝著治癒的目標邁進。

你是「好」病患嗎？

日本有非常多肥羊病患，就算保守估計也有三千萬人；多的話說不定會再多出幾千萬人。雖然無法掌握確切人數，但有一件事是可以確定的：這樣的肥羊病患還在逐漸增加中。

所謂的肥羊病患，其實從字面上就可以了解，指的是某些醫生眼中的好病患。但到底是哪一點讓醫生覺得「好」呢？

首先，這些病患總是定期前往醫院看診，從不抱怨。最近無論是哪間醫療院

※新陳代謝症候群（metabolic syndrome）：包括內臟脂肪型肥胖、高血糖、高血壓、脂質異常在內，如果有兩種以上徵候，就屬於代謝症候群，但這並非是什麼新觀念。只是將以前被稱之為X症候群、死之四重奏、胰島素阻抗症候群、代謝症候群危險因子、內臟脂肪症候群等疾病，用一個新的名詞取代而已。

所，都忙著吸收病患，對醫生來說，碰上這種病患的確值得高興。站在醫院的角度來看，那些總是定期回診的病患簡直就是超級好客戶，而且他們總是乖乖吃藥、接受檢查，讓醫院毫不費力就賺進大把鈔票，實在值得院方好好感謝一番。

第二，這些疾病都不會對生命造成威脅，但又無法完全根治。「不會對生命造成威脅」和「無法根治」是兩個非常重要的關鍵詞。醫生面對有生命危險的病患，把人救活了固然很有成就感，但相對的壓力也很大。愈是認真負責的醫生，背負的精神壓力就愈大。這些醫生拚了全力地治療生死交關的病患，有時候反而會讓自己過度投入而無法自拔。

在現實生活中，這種醫生其實很多。這些認真負責、心思細膩的醫生，常常會在某一天突然脫下白袍、辭去工作、從醫療的第一線退出，甚至親手結束自己性命的也不在少數。面對生死邊緣的病患，醫生的壓力其實不輕，而且要有投入龐大時間與心力的覺悟。

儘管這些醫生付出這麼多，卻往往得不到應得的金錢回報，使醫生在面對所生的病「不會對生命造成威脅」的好病患時，雖然對自己的工作有沒有價值抱持著很大的疑問，但至少心情上是輕鬆的；而且這些疾病無法完全根治，也是一項利多，無論多輕微的疾病，要是可以立刻治癒，病患就不會回診了，這樣的話，醫院不就沒賺頭了嗎？

醫生面對生死交關的病患固然傷腦筋，但要是病患只需上門一、二次就會痊癒，對醫院的經營而言也是個頭痛的問題。因此，這些罹患慢性疾病的病患在醫生眼中，是最好的病患。

如何自保健康

之所以會寫這本書，是希望病患不要過度依賴醫生及藥物。

身爲終日與疾病爲伍的醫生，我認爲有必要重新審視我的醫療工作、嘗試發現值得反省的地方，**從令人不安的現代醫療現況中，尋找保護病患的對策。**

如果大家能放棄對健康毫無意義的診療，我相信長期下來將有助於改善病患的用藥情況、提升趨於僵化的醫療現狀，並希望能有更多的讀者閱讀這本書。

凡事都有例外，爲了顧及文章的流暢明快，有少數例外的情況我並沒有在書中提到。如果讀者能體諒這一點，我會相當感激。

第1章

排隊三小時，
爲什麼看診只有三分鐘？

是診療？還是判斷？

一般人對醫生的印象，不外是穿著白袍為病患看診、動手術、開處方箋，看起來總是非常忙碌。的確，大部分醫生每天的診療工作都很繁重，就像陀螺般轉個不停，因此縱使有心想要多花點時間幫病人仔細看診，但面對長長的候診人龍，還是不得不控制一下為每位病患看診的時間。這種狀況往往會澆熄醫生滿腔的熱誠，但就現實而言，想分配給每位病人多一點看診時間，眞的很難辦到。這就是當今的醫療現狀。

想當然耳，在這種情況下，「排隊三小時、看診三分鐘」也是不得已的結果。所謂的「排隊三小時、看診三分鐘」，是指像大學附設醫院這類的大型綜合醫院，每天總是有大批病患慕名而來。「明明花了三小時等候，終於輪到自己時，醫生的問診時間竟然只有短短三分鐘！」這種狀況實在非常諷刺，短短的三分鐘，醫生當然無法仔細問診，充其量只能做到「觀察」罷了。

你知道開業醫生或市立醫院的醫生，一天要看多少病患嗎？統計的方法不同，數字多少會有點差異，但大致上是在五十至六十人上下。順便告訴大家，這個數字是美國的五倍！

在眾多數據中，最常被引用的是經濟合作開發組織（OECD）的資料，我就趁這個機會在此爲大家介紹。我想大家看到圖表一—一，就會一目瞭然。

日本每位醫生平均一年要看八千五百位病患，而OECD的統計數字平均爲二四二二人。換言之，日本醫生看診的病患人數是歐美醫生的三．五倍之多。更令人訝異的是，在日本，患者平均診療費用爲七千日圓（約新台幣二千三百五十元），美國則爲六萬二千日圓（約新台幣二萬一千元），瑞典更是高達八萬九千日圓（約新台幣二萬九千五百元）。相較之下，日本的診療費用可以說相當便宜。

從這項數字就可以知道日本醫生非常忙碌，這種醫療現況堪稱是「薄利多銷」型。正因如此，日本醫生每天要看這麼多病患，也是無可奈何的事。假如一位醫生一天要看超過五十位病患，在此我要不客氣地說，**這根本稱不上「診療」，比較像是「判斷」**。

另一方面，日本和歐美醫生薪水是差不多的，但日本醫生的忙碌程度卻是歐美醫生的好幾倍。因爲數據表示，醫生如果一天看不到五十至六十名病患，醫院可能會經營不下去，這也是日本醫療現場嚴峻的一面。

一天要看五十名病患，這樣的工作量說起來容易，實際上卻非常辛苦。光是要跟五十個人應對進退，就已經夠吃力了。首先，醫生看到病患要笑臉迎人、傾聽病患對病症的描述，接著檢查身體部位、寫下診療結果，最後還要開處方箋。近來醫院採取電子病歷，醫生必須正確無誤地將病歷輸入電腦，同時還要完成其他診療步驟。整個診療過程中不但要忙著看病，還要盯著電腦螢幕，最後再滿臉笑容送走病患，診療工作才算告一段落。

這樣的診療過程一天要重複五十到六十次，其實不算輕鬆。此外，醫院的主治醫生還要爲病患進行檢查、手術、巡視病房；開業醫生也要到病患家裡看診或

圖表1-1

每位醫生平均一年的門診病患人數

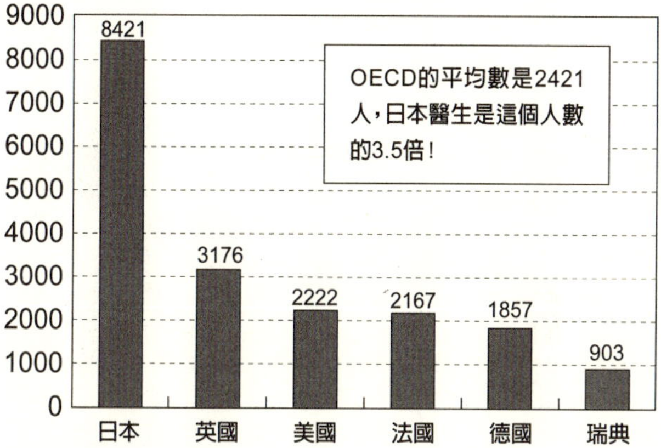

出處：日本財務省（1988）

平均每次診療費用

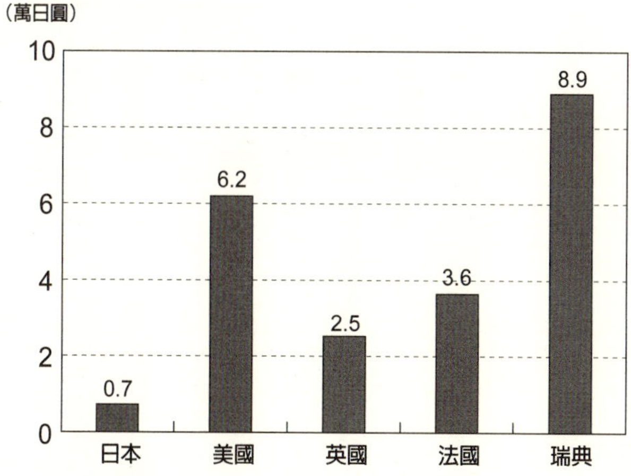

出處：日本醫療制度研究會

檢查，工作時間幾乎完全被塡滿。如果有人要求醫生對每位患者像對親人般細心照料，我想這份工作沒有人做得下去。

根據我的看診經驗，雖說數據多少會隨著季節而異，但事實上，因爲罹患感冒、高血壓、糖尿病、高血脂症、痛風、身心症、憂鬱症、腰痛、肩膀痠痛、頭痛、便祕、睡眠障礙、肥胖、氣喘和過敏等疾病，而前來看診的病患，已經占了將近九五％。

病患多的時候，我也曾經一天看了快一百名病患，平均計算的話，每天大約是五十到六十人左右；而我的工作時間分成上午和下午各三到四個小時，等於每小時得看十個病人，多數時候我都得超時工作，老是惹得護士不高興。

不問診療品質、只問診療人數

在我還沒辭去醫院工作、每天忙著看診之前，腦海中常會出現天馬行空的幻想。雖說診療工作得和時間賽跑，但是問診步驟已經成了標準作業流程，對病患的「判斷」幾乎已經機械化，我不禁捫心自問，**當一個醫生的意義到底何在？**雖然名爲醫生，卻覺得自己不過是一台會下達檢查指示、開處方箋的機器罷了。

爲什麼我會這麼說呢？因爲醫院只要求醫生的速度和正確性，而不要求人情味和人與人之間的應對。也就是說，醫生只要做到正確檢查和開藥即可。當然，從事醫療工作，講求正確性是非常重要的，這點我十分了解。但如果只要求正確度，爲什麼不乾脆讓電腦（機器）來當醫生，豈不更正確也更省事。

再說，**依照標準作業流程看診，對病患究竟有什麼好處？**這是我的另一個疑問。還是病患已經習慣這樣的方式，把去醫院看病當成每天的功課？想到這裡，我不禁感到不安。短短三分鐘的看診時間，其實連完整的交談都談不上，如此的醫療環境，醫生怎麼可能成爲病患的好聽眾呢？爲了維持醫院的營運，醫生每天至少得看四十到五十位病患，根本沒時間仔細問診。我想不光是我，許多醫生都陷入相同的困境。

從另一面來說，醫院和診所的經營也愈來愈困難了。從以前開始，醫生的診療費用就被設定得很低，以往還有藥價的價差可以彌補，診療費用雖然便宜，醫生還能透過賣藥賺錢。或許因爲這個原因，日本成了世界第一藥品消費國。但如今藥價價差幾乎是零，診療費用卻還是沒有提高，醫生的獲利管道嚴重受阻，簡直就是一連串的災難。

因此，現在無論是大醫院還是小診所，想要維持營運，都只能以量制價，結果就造就了現在薄利多銷、重量不重質的醫療生態。要是太重視醫療品質，醫院肯定會步上破產之路。薄利多銷的利潤結構，讓醫院只能咬牙苦撐，這種情形要是不加以導正，想要擁有理想的醫療環境，根本是癡人說夢。

將人類珍貴的性命託付給這麼危險的醫療制度，簡直跟躺在砧板上任人宰割無異。我認爲有必要讓大家知道這個眞相。

疾病其實只分三種

在忙碌的診療工作中，我突然注意到一件事：有些病患就算不看病，也會痊癒，有些病患就算看醫生也不會痊癒；這種例子多得不勝枚舉。對醫生來說，這是非常沉重的事實。

若對疾病的狀態進行分類，可分成以下三類：

第一類疾病：看不看醫生都會痊癒

第二類疾病：看了醫生才會痊癒；換言之，如果不看醫生就無法痊癒

第三類疾病：看不看醫生都不會痊癒

無論是開業醫生或在大醫院裡服務的醫生，最常遇到的應該是第一類疾病的病患，比率最少七成，多的話甚至超過九成。以我自己的經驗來說，其實九五％

的病患都屬於第一類疾病。

我對這種現象一直感到不解，照理來說，應該是第二類疾病居多，爲什麼日常門診中卻很少遇到第二類疾病的病患呢？難道是因爲第一類疾病的患者實在太多，讓我幾乎忘了第二類疾病病患的存在嗎？

我想大家可能已經注意到，其實第一類疾病就是喜劇疾病，不是那種悲劇主角會罹患的疾病。而罹患第一類疾病的患者，換個說法就是肥羊病患。肥羊病患就是「就算不看醫生，病還是會好」的病患。醫生對這類病患完全不必費功夫，只要繼續讓他們吃藥、定期回診就好。這類病患人數暴增，甚至多到讓醫生完全忘了第二類病患的存在。

醫生的使命是治療第二類疾病

無論從事哪種工作，只要工作沒有意義，就會慢慢累積壓力，最後終於與起辭職的念頭，我想這種經驗應該每個人都有過。當壓力大到非釋放不可時，就要果斷地做出抉擇；一旦選擇留下，就必須調整目前工作的價值觀，讓大腦塞滿賺錢之類的新目的。這一點不論對任何人或任何職業來說，都可以說得通。

當我還是腦神經外科的菜鳥醫生時，常常替急性硬膜*外血腫的患者進行手術。急性硬膜外血腫大多是交通意外中頭部遭到嚴重撞擊，造成頭蓋骨裡的硬膜動脈斷裂，導致頭蓋骨和硬膜之間產生積血。這是一種位於頭蓋骨內側的動脈性出血，血塊會迅速大增並壓迫到腦部，讓患者漸漸陷入昏迷。大部分患者被救護車送到醫院時都已經失去意識，病患家屬也陷入極度絕望。

※硬膜（dura mater）：硬膜是覆蓋於腦部和脊髓的三層膜之一（從最外側起依序為硬膜、蜘蛛網膜、軟膜）。硬膜非常厚又強韌，功能是將腦部和脊髓與四周組織隔絕，以免遭到外傷或感染。

病患被緊急送往醫院後會馬上進行手術，這個手術要將頭蓋骨取下，爲出血部位進行止血、清除血塊。說起來其實是個簡單的手術，任何一位腦神經外科的菜鳥醫生都會，大約一個小時就能完成。手術結束後，病患會突然恢復意識，讓家屬對施行手術的醫生感激不已，簡直視爲華陀再世。當然，這種工作會讓醫生覺得格外有意義。

急性硬膜外血腫是最典型的第二類疾病，即使病患對靠自己力量治癒疾病有著超強的意志力，但要是沒有醫生幫忙，也只能坐以待斃；要是延誤治療的時間，也可能會沒命；就算幸運撿回一命，留下嚴重後遺症的機率也很高。如果沒有急救通報系統、醫生護士的緊急處置，病患的性命根本救不回來。

讓醫生感到有意義的工作，並不只限於狀態危急的病患，治療癌症也會讓醫生很有成就感，這也是典型的第二類疾病。

醫生在爲癌症病患治療時，若光照一般醫療步驟進行，想讓復發或已經移轉的癌症完全治癒，是非常困難的。醫生必須針對病患的個別情況，適度採取癌症的三大治療方法（手術、抗癌藥物、放射線治療），或是同時加入中醫*療法，依照每位病患的不同需求進行診療，才有可能讓病患痊癒。像這樣的第二類疾病，能讓醫生盡情發揮本領，這些病患對醫生也非常信賴，對醫療水準有著高度期待。

此外，無論有沒有醫生也無法根治的第三類疾病，若能變成第二類疾病，這樣的挑戰對醫生而言也是很有意義的。舉例來說，某些疾病如神經變性疾病*、神經機能障礙等，就屬於第三類疾病，這類病患其實爲數不少。如果能靠自己的雙

※中醫：中國的傳統醫學，擁有數千年歷史。中醫的理念並非「治療疾病」，而是「治癒病患」，這樣的理論基礎延續至今。具體的治療方法包括藥物（漢方藥）治療、針灸、推拿（按摩）等，與「漢方醫學」有類似也有不同之處。其實，我們認為的正統醫學、西醫，其歷史不過短短的二百年而已。

※神經變性疾病：病發原因不明，指某種特定的神經細胞群發生變性、造成神經機能喪失的疾病。帕金森氏症、阿茲海默症和脊髓小腦變性症等，都屬於這類疾病。

手治癒這些外界視爲不可能治癒的疾病，會爲醫生帶來莫大的滿足與成就。

在此，我還要提出醫生的另一個重大使命，就是正確的檢傷分類*。換言之，就是要具體且正確地知道病患罹患的是哪一類疾病。當然，判斷第二類重大疾病是很重要的，但我要特別強調，**看出病患罹患的是不需要看醫生也能治癒的疾病，也非常重要**。可惜這一點至今仍不受重視，但這種診斷也很有意義，我認爲是醫生非常重要的工作之一。

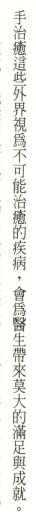

你得知道醫院的心態

將疾病分成三大類型後，我們來思考一下現代醫療具體處置這些疾病的方式。前文已經提到，現在的醫療生態處於「薄利多銷」的危險狀態，而這些醫療院所的經營者，又是怎麼想、怎樣做的呢？

對醫院經營者而言，除了維持自身的生活，保障員工和員工家人的生活安定，也是他們職責之一。因此經營者首先要考慮的，自然是維持醫院穩定的營運。無論再怎樣的理想主義者，要是醫院無法確保營運、創造穩定獲利，就無法實現理想。

醫療機構的經營者爲了尋求穩定的營運，最先想到的當然是確保病患人數充足，而且要盡可能確保那種不需要醫生也會自己痊癒的病患，使得找到足夠的第一類病患，成爲醫生最優先的工作項目；此外，爲了打響醫院名號，醫院也需要一些第二類疾病的病患做爲宣傳之用；但對第三類病患則採取敬而遠之的態度，因爲第三類疾病通常攸關病患的生命安危，醫生面對這種病患常常需要耗費龐大的時間精力，處理不當的話還會招來負面批評。

※檢傷分類（triage）：字源來自法文，原意是挑選。現在成為醫療用語，指依照重症度來排定病患的治療優先順序。

基於上述原因，醫院最渴望收到的，還是第一類病患。

通常來說，第一類疾病的病患幾乎都是慢性病患。如果順利的話，病患會三天兩頭來醫院求診，成爲最受醫院歡迎的老主顧。由於第一類疾病基本上不會對性命造成立即威脅，醫生只需要持續開處方箋給慢性病患，基本上就不會出現太大的問題，也不會引發醫療糾紛、甚至惹上醫療訴訟的官司了。

「基準值」可以創造病患

一般人都以爲高血壓、高血脂症、糖尿病和肥胖等疾病，都必須「徹底治療」才行。這樣的認知對醫療院所的經營者來說，簡直就是一大利多。但這種風潮並不是自然形成，而是政府鼓吹、加上媒體的煽風點火形成的。

一九九九年五月，日本糖尿病學會突然決定，凡血糖值一二六mg/dl以上的人，都屬於糖尿病病患。其實到一九九九年四月底，血糖一四〇mg/dl都還算是正常值。這個突如其來的決定，讓數百萬人在一夕之間變成糖尿病患。

不只如此，高血壓的基準值（正常範圍）也在二〇〇〇年從原先的一六〇／九五mmHg往下調降到一四〇／九〇mmHg。因爲這樣的調整，高血壓患者一下子增加了三千萬人，再加上舊標準的二千萬人，日本全國的高血壓病患竟然高達五千萬人，儼然成了高血壓病患的大國。不光如此，以往青壯年一三〇／八五mmHg屬於正常範圍，但這個標準在二〇〇四年又往下調降，導致高血壓的病患愈來愈多。

同時，各大媒體不斷大肆報導，讓民衆心生恐懼。這種氛圍對醫療機構和製藥廠商而言，可以說是天大的好消息。對那些不按時回診的病患，醫生只要說：「前幾天你有看到電視報導嗎？」稍稍嚇唬一下病患，多數病患都會深刻反省、準時回診。

還有，定期檢查也是留住病患非常有效的手段。簡單的血液檢查、適時增加幾個檢查項目，大概都可以發現身體的異常現象。檢查也是威脅病患乖乖回診的好方法，說不定病患的「病」會因此增加，讓醫生診療費用和藥物費用的收入也跟著增加。

醫院最怕病患痊癒，因爲這樣病人就不用回診了。當然，病患的病情加重也是不容發生的情況。讓病患既不會痊癒、病情也不會加重，巧妙操控病患的狀況，這才是經營得法的醫院。

雖說站在政府的立場，爲了避免醫療費用支出增加壓縮國家財政，才會降低容易產生併發症的糖尿病和高血壓的基準值，希望作爲警示。但是在醫療世界裡，因爲醫生太過重視醫院的經營，反而逆向利用這些警示，這正是我擔心的地方。

愈來愈少醫生投入重症醫療

醫學院的學生想要成爲哪一科醫生，對於預測今後的醫療走向，是一條非常重要的線索。

二〇〇四年起，日本開始實施新的臨床實習制度。這個新制度與過去由大學主導的畢業後實習完全不同，是由厚生勞動省（負責醫療衛生與社會保險的中央單位）統一管理，醫學院的學生必須花兩年的時間，歷經內、外科和小兒科等科別的臨床實習。

二〇〇六年，第一批完成這項新制的準醫生，其動向備受醫界關注。許多媒體都報導了這些準醫生的志願排名，而我重視的，則是準醫生們在實習前與實習後，志願科別產生何種變化。

其中，志願者減少最多的要屬腦神經外科（減少四二％），其次依序是外科（減少三三％）、小兒科（減少二八％）。相反的，志願者增加最多的，依序爲整形外科（增加四一％）、皮膚科（二四％）、麻醉科（二三％）等。調查者的結論是：「工作太辛苦且攸關性命的科別，人數大幅減少。」

腦神經外科等科的醫生，其工作與病患的生命息息相關；而整形外科幾乎不太有機會面臨病患與死神搏鬥的場面。兩者的收入相當的話，任何人都會選擇比較輕鬆的工作。

不光是上述實習醫生的調查報告，在其他各種問卷調查裡，無論醫生年紀多大，他們最想要的工作環境不外乎是：「不必輪班」、「沒有緊急工作」、「避免與性命有關」、「避免醫療訴訟」，以及「工時愈短愈好」、「薪水愈高愈好」等。

準醫生們在實習後產生抗拒的科別，無論是腦神經外科、心臟外科或急救外科，都是非常吃重的工作，如果年輕一點可能身體還吃得消，但是要做一輩子，眞的很辛苦。婦產科和小兒科則是緊急工作較多，發生醫療糾紛的風險也比較高，辛苦也是少不了的。

可能因爲這樣的關係，許多大醫院的醫生在三十歲後辭去工作自行開業，我們稱這樣的醫生爲「落跑醫生」。

走在路上，隨處可以看到「內科、外科」、「內科、腦神經外科」、「內科、婦產科」、「內科、小兒科」等招牌，由此可以推斷，這些開業醫生原本是外科、腦神經外科、婦產科或小兒科醫生，只不過招牌上如果只掛自己的專業領域，根本找不到足夠的病患維持診所的開銷，因此大部分醫生都會在招牌上再加上比較熱門的內科。

相形之下，最受醫學院學生歡迎的科別，包括皮膚科、整形外科、眼科和精神科等，工作基本上都沒有緊急性，很少會危及病患的生命安全，再加上醫生可以比較自由運用自己的時間，因此格外受到醫學院學生的青睞。

其實美國也有這樣的趨勢，醫學院學生志願科別的前兩名是皮膚科與精神科，這個結果似乎也反映了美國這個訴訟王國的醫療現況。近年來，美國的醫療糾紛層出不窮，有志成爲醫生的人愈來愈少，因爲醫生的工作是救人，卻得賭上自己的性命。講到這裡，大家可能會擔心遲早有一天會找不到願意拚命救助病患性命的醫生，但其實醫生內心的人道精神，是絕對不會消失的。

那爲什麼還會出現這樣令人無力的醫療現況？我的話或許聽起來很像藉

口，但由於目前的醫療環境並不完善，無法讓醫生將所有精力專注於救治病患上。當然，不光是錢的因素，還有醫療糾紛、資深醫生的聘用制度不夠周全，加上世俗潮流的變遷，讓人道的救命精神，離醫生愈來愈遠了……

他們為什麼選擇自行開業？

當今的社會，能夠愚蠢又固執地堅守醫療崗位，並在工作中獲得成就的醫生，實在是少之又少。其實醫生本來就該有前述的人道情操，但符合這項標準的醫生卻漸漸減少，也許這是無可奈何的事，但還是讓我無限感慨。

我們姑且不論基礎醫學所強調的追求眞理的精神，我個人認爲，**將第三類病患往上升一級，讓他們成爲第二類病患，是現代醫學最重要的工作**，也值得投入龐大的資金和精力。但是在基礎醫學這塊領域，醫生的惡劣待遇已經成爲一種枷鎖，導致沒有醫生願意投入。

如同我前面所說的，願意插手病患生死、與死神搏鬥的人才，正在快速減少中。我認爲有志者並不少，只是太多外在環境的因素讓他們猶豫不決。看見很多醫生過勞死、醫療糾紛纏身等都是原因，但我認爲，這些問題並非都無法解決。

我身邊的醫生，大多在最近五年一個個成了落跑醫生、相繼開業，開業的年紀大約介於四十至五十五歲之間，產生倦怠是他們轉換跑道的共同理由；也有一些醫生沒有自立門戶，而是轉進公司行號裡擔任社醫（公司聘請的醫生）、或是接受人壽保險公司的委託，成爲保險公司的專用醫生，負責診療保險客戶；還有人成爲兼職醫生，寧願在健診中心兼差，賺取足夠的生活費，其他時間則投入自己的興趣或嗜好。

當然，人生本來就可以有不同的選項，但我認爲現在的醫療環境眞的有必要好好調整，讓那些願意投注時間精力在重症醫療上的醫生，工作環境更舒適，以延長他們站在第一線的時間。

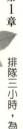

綜觀醫療機構現在的經營狀況和政府的態度，我擔心再這樣下去，會讓醫生忘記拯救病患性命、治療病患疾病，才是醫生的本分。

第2章
關於吃藥這件事

不開藥，求診的人卻愈來愈多

我的做法與現行醫療做法恰恰相反，不但盡量不開處方，也要求病患只做最低限度的檢查。

開沒必要開的處方箋、建議病患做不必要的檢查，這些工作對我而言都很沉重，而且沉重到無法持續。如果說，不這麼做就無法擔任醫生的話，那麼我唯一的選擇，就是辭去臨床醫生的工作。

我現在要說的事，發生在二十年前。當時為了預防感染，從手術進行中一直到術後，都會幫病患注射抗生素。不過我一直對「預防感染」這個說詞不以為然，因此無視主管的指示，沒有幫病患注射抗生素。

某一天，剛好遇上不是我值班的日子，主管以為我忘記，而幫某位病患注射了頭孢子菌素*這種抗生素。三十分鐘後，這名病患突然全身出疹、陷入意識昏迷的狀態，我趕到醫院時病患已經沒有呼吸、也量不到血壓了。我急忙替他插管、接上人工呼吸器、同時進行心肺復甦術，總算幸運撿回一命，但當時那種幾乎嚇去半條命的恐懼，至今讓我餘悸猶存。

就算沒發生這種永生難忘的事情，因爲用藥產生的醫療事故，光是我親身經歷、或發生在我周遭的案例，就多到數不清。這些醫療事故雖然不至於造成重大災害，但嚴重程度也不容小覷。無論在哪個醫療機構，類似事件都不斷上演，只是因爲沒有浮上檯面，所以外人難以知情。

醫院引進的最新醫療機器，投資金額往往動輒上千萬。這些醫療設備的使用次數攸關醫院或診所的存亡，所以就算院方沒有公開表態，醫生偶爾還是得爲了醫院的「永續經營」，不得不讓顧客做一些不必要的檢查。

※頭孢子菌素（cefotiam）：抗生素之一，據稱因副作用較少，所以最被廣為使用。令人意外的是，此藥很容易引起過敏性休克，因此最近相當有名。

以癌症爲主的慢性疾病及免疫系統疾病，若只從西醫的角度進行治療，是很難痊癒的。最好的治療方式，是打破東、西醫學以及補強替代療法*的藩籬，採納各方優點，徹底解決病根，提升自癒力，我認爲這是最理想的治療方式。

因爲這樣，我辭去了臨床醫生的工作，和理念相同的朋友開了一間新型的e-Clinic診所，主要工作是爲癌症病患提供醫療諮詢、彙整資訊，用我自己能接受的方式，尋找對社會有貢獻的出路。

不過，實際上來診所諮詢的病患，不光是癌症病患而已，還有高血壓、糖尿病、高血脂症、肥胖症、便祕、包括胃潰瘍在內的胃腸疾病、腰部或膝蓋疼痛、過敏、失眠、憂鬱、風溼痛等患者，各式各樣的疾病都有。平日大多都是親朋好友前來諮詢，但最近上門的病患，出現了朋友的朋友，或是朋友的朋友的朋友，素不相識的人愈來愈多，工作也忙碌起來，出乎我的意料之外。

下面開始，我將從諮詢的個案當中介紹幾種疾病，是靠自己的力量痊癒的典型案例。

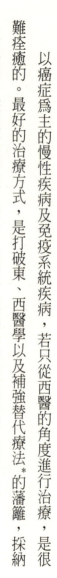

高血壓

不吃藥，身體反而變好

現在日本每天服用降血壓藥的病患超過兩千萬人，也就是說，平均每五個日本人，就有一人每天服用降血壓藥。只要是認眞一點的醫生，一定會覺得這個數字怪怪的。會出現這種情況，我想是因爲高血壓的「定義」本身就有問題吧？

※補強替代療法（alternative medicine）：又稱替代療法。原本意指「取代正規治療方式所進行的療法」，具體而言，就是民間療法或是中醫等治療方式，然而這個名稱和實際的用法，目前已經有所不同，因為在癌症的治療中，正規治療方式和替代療法的完美搭配，已成為歐美等國家的主流療法。

我先爲大家介紹一個經常遇到的典型個案。

有一位皮膚黝黑、看起來相當頑固、六十三歲的Ａ先生，是一個木匠師傅。Ａ先生做了全身健康檢查之後，被診斷出有高血壓。醫生勸他服用降血壓藥，但是吃了降血壓藥之後，Ａ先生開始精神不濟、整天昏昏沉沉、無法集中精神思考，而且渾身無力，根本無法工作。

Ａ先生將自己的情況告訴醫生，想不到那位醫生居然這樣安慰他：

「剛開始吃都會出現這種症狀，不要太擔心，繼續吃就對了。」

Ａ先生對那位醫生的說法充滿疑問，於是瞞著醫生暫停服藥，想不到精神立刻就恢復了。但Ａ先生對自己能否這樣繼續停藥感到不安，因而來到我的診所。

爲了給他最正確的建議，我先幫他量了血壓，結果爲一六八／九八mmHg。這個數值確實不算低。不過，Ａ先生過去沒有心臟或腎臟方面的病史，身材也不屬於肥胖型，重要的是生活作息相當正常。

我又繼續追問，發現Ａ先生的父母親雖然血壓都很高，但都沒有接受治療，兩人分別以九十二、九十六歲的高齡過世；另外，A先生在八個兄弟姊妹中排行老么，目前八人都健在，同時也都能自理生活。這八人當中除了A先生，還有五人被診斷有高血壓，但都沒有接受治療。

我告訴A先生：

「精神恢復就是最好的證據，暫時不用吃藥，只要繼續觀察就可以了。」

之後過了五年，無論A先生或被診斷有高血壓的兄弟們，至今都仍健康地獨立生活著。

吃藥只能治標，無法治本

三十六歲的B先生是典型的工作狂。從外表就可以看出他是那種工作能力很強、頭腦非常好的人。B先生在公司的定期健康檢查中被診斷出有高血壓，因此接受醫生的建議開始吃降血壓藥。社醫還告訴他：

「絕對不能不吃藥。」

他帶著些許不安，到診所來詢問我的意見。

Ｂ先生身爲知名企業的優秀職員，應該是那種積極向上、努力工作的人，到國外出差的次數也非常頻繁，不難想像他的工作壓力有多大。我給他的建議是：

「光靠藥物來降低血壓，只是治標不治本，應該要設定服藥的期限，然後在這段期間內改善生活習慣，並有計畫地減重、紓解工作壓力，才是當務之急。」

或許對年輕的Ｂ先生來說，出人頭地非常重要，他每個月的加班時數遠遠超過一百個小時。但我認爲，爲了自己的身體著想，Ｂ先生應該考慮轉換跑道，或是改變工作內容。

Ｂ先生聽完我的建議後一臉不悅地說：

「醫生，你不要一副事不關己的樣子，提出這種建議。」

但我是眞心爲Ｂ先生的身體著想，說該說的話，這才是醫生的職責。

大約三個月後，Ｂ先生在一次出差時發生腦溢血，幸好撿回一命，但爲了克服半身麻痺，目前他正專心進行復健。就在他病情稍微穩定一點後，我和回到國內的B先生見了面，他告訴我：

「**當時我沒辦法改變生活習慣，只好每天乖乖吃降血壓藥**，沒想到竟然把身體搞成這樣。主管爲我保留了職缺，要我努力復健、早日回公司上班，但我已經決定辭職了。我決定接受你的建議，一邊復健、一邊重新思考自己的生活方式。」

接著，他又說：

「很不可思議，住院之後，我的血壓竟然降低了，看來就算不吃藥，血壓也會恢復正常。」

B先生說得一點都沒錯。其實，他的血壓會下降也沒什麼好驚訝的，那是因爲他想法變了，生活習慣也隨之改變，自然而然產生的結果。

其實低血壓的人也會腦溢血，也有人血壓非常高卻不會引發腦溢血。我身爲腦外科醫生，過去看過不少腦溢血的病患。除了收縮壓的數值經常超過二〇〇

mmHg以上的特殊個案外，我認爲血壓的數值和腦溢血並沒有直接關係，反而是**血壓數值突然出現變動、生活作息大亂、營養不均衡、肥胖或壓力過大這些原因，跟腦溢血才有密切關連。**

過去B先生遵照主治醫生的指示，每天按時服用降血壓藥，照理說他的血壓應該很低，卻還是發生了腦溢血。他的主治醫生會用怎樣的理由解釋這種狀況？我倒是非常感興趣。

血壓升高，可能是好事

無論A先生或B先生，都只是衆多個案中的一例。類似的個案不勝枚舉。當我面對病患的諮詢時，總是會產生疑問——難道所有高血壓患者，一定要接受降血壓的治療嗎？開降血壓藥的處方，眞的是對的嗎？

病患開始服用降血壓藥後，不少人身體狀況反倒變差，尤其是高齡患者，當收縮壓突然降到一五〇至一六〇mmHg以下時，就會突然沒了精神、記憶力出現衰退、頭腦變得不清楚、無法集中精神、早上起床後還是覺得精神不濟，以及手腳變得冰冷等等，很多人都跟我抱怨身體出現各種問題。

某個在養老院進行的實驗報告，指出服用降血壓藥的病患，其失智症惡化的情況，比停用降血壓藥的病患來得嚴重。根據這項日本研究（NIPPON DATA 80）的實驗，一眼就能看出兩者之中何者會有較好的自我照護能力。我也曾經在一位學長經營的私人老人安養院做過一項調查，果然停止使用降血壓藥的人，生活品質（QOL）較高，而且非常有精神。

血壓之所以會升高，是身體自我調適以適應外界的結果。這其實是有道理的，因爲血壓維持在高水準，身體的機能才能保持在良好狀態，所以，沒有任何理由就透過藥物強制降低血壓，怎麼可能會對身體有幫助？

有人說收縮壓飆高到一八〇mmHg，就容易引起腦中風，但這種說法根本就沒有明確的根據。歐洲高齡者高血壓研究會（EWPHE）曾在一九八四年發表過一篇調查報告，結論是對高齡者而言，血壓愈高死亡率就愈低。另外，我也曾在剛剛提到的那間老人安養院裡，對銀髮族進行過調查，這些身體硬朗的老人，共同點就是血壓高、白血球數多。

降低血壓就能解決問題嗎？

今年三十四歲的C先生自己開公司，二年前他辭去工作，轉換跑道成爲看護商品的批發商，因爲一切從零開始，感受到不小的壓力。就在生意好不容易步上軌道之際，他接受健康檢查，被診斷出有肥胖症和高血壓（一四六／九四mmHg）。

醫生告訴他：

「因爲你的血壓高，所以要先吃一陣子的降血壓藥。」

他本人忘了當時血壓是多少，但遵照醫生的指示開始每天服用降血壓藥。結果，等他下一次回診時，醫生居然告訴他：

「你這輩子都要吃降血壓藥。」

對服藥想得太過簡單的C先生，對自己得了要吃一輩子藥的重病感到相當震驚，因此才前來諮詢。

我立刻對C先生解釋血壓變高的理由。從C先生的健檢報告看來，除了身材肥胖外並沒有太大的問題。也就是說，C先生的高血壓並不是因爲腎臟血管出現異常，或是荷爾蒙分泌異常所導致的血壓上升。我認爲造成C先生血壓飆高的原因，是肥胖、壓力過大、自律神經失調、交感神經過度活化造成的。交感神經是自律神經的一種，在我們運動後或精神緊張、導致心跳加速時，就會開始活動。

自律神經會讓我們的心跳次數和血壓上升，藉此提高全身的活動力。當C先生的體重增加、生活壓力又變大時，爲了確保身體所需的能量，血壓變高也是無可避免的。我告訴C先生，對目前的他而言，血壓增加其實對他的身心有益。

聽到我這麼說，C先生一臉不敢置信地問我：

「診所的醫生說高血壓是無法根治的，所以得吃藥吃一輩子，而且血壓愈低愈好，怎麼跟您說的差這麼多？」

我反問他：

「請您仔細思考，硬是把血壓降低，眞的是根本的解決之道嗎？」

他沉默了一會兒然後說：

「醫生，您說得對，一直吃降血壓藥是不對的。」

看來他已經完全理解我的話了。

爲了從根本解決高血壓問題，C先生開始減少降血壓藥的用量。另外，他也把部分工作交給其他人負責，以減輕自己的壓力。不到一個月的時間，他的體重減少五公斤，收縮壓幾乎不再超過一一〇mmHg。

請思考血壓變高的眞正原因

想要根治，就要修正血壓變高的原因。靠降血壓藥硬是讓血壓下降，無法完全解決問題。很多人都忽略了要從根本解決問題，而陷入永無止境依賴藥物的窘境，這根本就是本末倒置，讓人覺得是因爲不想讓身體康復，才會一直服用降血壓藥。

當你接受健康檢查之後，被醫生診斷出有高血壓，請先去購買家用血壓器，通常在家測量血壓，數值會出奇的低。很多時候是因爲緊張，才會導致血壓上升，如果一被診斷出有高血壓，就不疑有他開始服用降血壓藥，反倒會成爲眞正的病人。

況且最近高血壓的基準值有往下修正的傾向（沒有任何的根據，有關單位就在二○○○年和二○○四年，相繼修正了高血壓的治療標準，降低高血壓的基準值），再這樣下去，任何人都可能成爲高血壓的病患。其實只要稍微緊張，血壓值就會立刻上升二○或三○mmHg。最新的基準值爲一四○／九○mmHg，只要稍微興奮，每個人都很容易超過這個標準範圍。日本大約有一半的國民都超過這個標準，因此我對於高血壓基準值一直往下修正這件事，總覺得怪怪的。

我認爲只要改變生活習慣、減輕壓力，自己在家裡量血壓時，收縮壓不超過二〇〇mmHg、舒張壓不超過一〇〇mmHg，其實就無須過度擔心。

糖尿病

不要靠吃藥求心安

也有不少人被診斷爲糖尿病患者，雖然人數不如高血壓多，但據說全日本有將近一千萬人正在服用糖尿病藥物。

四十四歲的D先生是一位地方公務員，也是我的朋友，他不但很會唱歌，高爾夫球也打得很棒，人緣非常好。但事實上，他有一個困擾，一直很難向人啓齒，就連對主治醫生都開不了口，所以才來找我這位醫生兼好友。

他的煩惱就是一吃降血糖藥肚子就會很脹，讓他非常痛苦。因爲這樣，他偷偷瞞著主治醫生不再按時服藥，果然肚子的情況好轉，卻也開始擔心自己擅自停藥，會讓糖尿病日益嚴重，甚至導致性功能障礙。聽完他的心事，我忍不住笑了出來，雖然知道這樣很失禮，但令人意外的是，跟D先生有一樣困擾、而憂心忡忡來找我諮詢的人，其實還眞不少。

我順便看了D先生帶來的健檢報告，他空腹時的血糖值爲一三六mg/dl、一四〇mg/dl、一五八mg/dl、一二四mg/dl、一六〇mg/dl、一一〇mg/dl。我又進一步詢問他的日常作息，原來他在十個月前剛換部門，需要處理的文書工作變多了，加上總是有開不完的會，因此最近打高爾夫球的次數變少，應酬卻增加了，體重也直線上揚，比一年前胖了八公斤。四個月前他接受健康檢查，被醫生診斷出高血糖，開始服用降血糖藥。

我告訴D先生，認眞服用降血糖藥可能會引起併發症，徹底改善造成糖尿病的原因才是上策。我建議他既然根本沒認眞吃藥，乾脆就別再吃下去，也勸他開始減重。不過，下定決心減重通常需要動機。對D先生而言，受女性歡迎就是他的生存價值，如果減重能讓他更受女性歡迎，無須再擔心自己不舉，對他而言可是美事一樁。我猜如果用這個理由，一定可以說服他。不出所料，他果然立刻接受我的提議。三個月後，D先生成功減重十公斤，血糖值也降到了一〇〇mg/dl左右。減重成功的D先生，是否比以前更受女性歡迎呢？因爲我怕自己會太羨慕，所以沒有問他。

我順道問了D先生，是從什麼時候開始吃降血糖藥？他告訴我，當兩次檢查結果顯示血糖數值分別爲一三六mg/dl和一四〇mg/dl時，醫生就對他說：

「糖尿病如果不治療，會導致腎功能衰退*，需要洗腎*，眼睛也可能因此失明，甚至會有性功能障礙，最好早一點接受藥物治療。」

---

*腎功能衰退：腎臟的功能是透過尿液排出人體血液裡的廢物，而讓血液變得清澈，換言之就像一個「過濾器」。當腎臟的機能降低到五〇%以下，就稱之為腎功能衰退。只有不到一〇%比率的病患，腎臟功能一降低，就必須接受洗腎治療。

※洗腎（透析）：將被尿毒污染的血液，送到體外的人工腎臟，去除老廢物質和多餘的水分、調節電解質（鈉、鉀、鈣、燐）的濃度、改善pH（酸鹼性），再將乾淨的血液送回體內的治療方式。

醫生依照標準治療流程幫D先生開處方，其實不能說是錯誤，但因爲D先生的血糖值還不到會立刻引起併發症的程度，所以沒有立即服藥的必要，況且這些糖尿病的合併症，大多在罹病十年後才會發生，因此我認爲應該先從改善生活習慣著手。

服用降血糖藥的問題，在於它只是一種「對症療法」。患者服用降血糖藥之後，血糖值和糖化血色素*的數值的確會獲得改善，但這樣的結果，並不能稱之爲痊癒，恐怕還蘊藏著身體自我調節功能遭到損壞的危險。

人體的調節機能，也就是自癒力，會因爲服用降血糖藥而衰退。到最後，自癒力幾乎無法作用，除了補充胰島素之外別無他法。如果到了這個地步，就眞得倚賴藥物一輩子了。

有趣的是，**不少病患認爲只要吃藥就沒問題了，反倒因此覺得安心，讓自己愈來愈依賴藥物，同時也不會想要努力改變生活習慣，以致身體的自癒力日漸衰弱**。

我認爲除非情況眞的很嚴重，再怎麼努力都無法恢復，這時才只好以藥物控制。但D先生的個案，我實在想不出有什麼理由要他立刻服藥。

日本糖尿病學會在一九九九年，突然將糖尿病的基準值，從一四〇mg/dl**下修爲**一二六mg/dl。**這項突如其來的變動，一口氣讓數百萬人取得了服用降血糖藥的資格。**

之前高血壓個案中我提到的那間老人安養院，裡面被診斷出有糖尿病的老人，在住進來短短兩個月後，就幾乎都痊癒了。這項成績讓這間安養院聲名大噪，我認爲是那間安養院對飲食的堅持所展現的成果。安養院裡的伙食以玄米菜

※糖化血色素（HbA1c）：指葡萄糖與血色素結合的比率（%），反映出過去一到一個半月的平均血糖值，對於糖尿病病況的判斷，是最具代表性的指標。糖化血色素和血糖不同，不會受到用餐與否的影響，無論是用餐前後都可以進行檢查，基準值（正常值）是四．四%至五．八%。

食、也就是日本的傳統飲食爲基礎。不光是糖尿病，高血壓、肥胖症、高血脂等疾病的老人，症狀都有了明顯的改善。這些老人的家屬，看到這樣的結果都不禁抱怨：

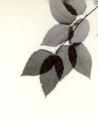

「過去這十幾年來，一直吃醫院開的藥，到底是爲了什麼？」

聽得我耳朵都快長繭了。

高血脂

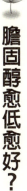

膽固醇愈低愈好？

爲了膽固醇來找我諮詢的病患非常多，通常面對這類病患，我會開門見山地問：

「你知道膽固醇要維持在多少，比較容易長命百歲嗎？」

到目前爲止，我已經問過三百多人，但都沒人答對。提示是：根據日本動脈硬化學會，膽固醇超過二二〇mg/dl以上的人需要接受治療。

我接著再問：

「膽固醇眞的是不好的東西嗎？」

大約有九〇％左右的病患回答我：

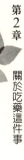

「有好的膽固醇，也有壞的膽固醇。」

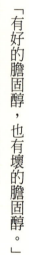

請問各位的答案又是如何呢？

今年五十四歲的E先生服務於某金融機構，最近這一年體重逐漸下滑，也變得比較容易感冒。E先生憂心自己的健康情況，帶著每年的健康檢查報告來到我的診所。若只看今年的健檢結果，其實沒有異常之處，我只記得他的總膽固醇值（TCHO）一三〇mg/dl異常偏低。另外，健檢報告書裡的治療項目當中，列著「罹患高脂血症」一項。

看完報告後，我順便問他去年的檢查結果。E先生說，去年的健康檢查，他的總膽固醇爲二三〇mg/dl，而且數字旁邊還註記了代表異常的「※」符號。當然，當時的治療項目裡並沒有任何記載。

接著E先生又告訴我，去年檢查出膽固醇異常，看診的醫生告訴他：

「膽固醇過高的話，會導致動脈硬化、引發心肌梗塞。最近有一種很棒的藥，你要不要服用看看？」

說完之後就開了司他汀*的處方給他，還再三叮嚀他：

「膽固醇愈低愈好喔。」

個性耿直的E先生從沒生過大病，突然聽到醫生威脅說膽固醇過高可能會引發心肌梗塞，讓他相當震驚。從醫生開處方給他至今，大約持續一年，E先生每天都乖乖吃藥。今年的健康檢查結果，膽固醇終於降到一三〇mg/dl，肯定讓他覺得很有成就感。

我們回過頭來討論題目一的答案：其實，**膽固醇在二三〇至二八〇mg/dl的**

※司他汀（statin）：阻害HMG-CoA還原酵素、讓血液中膽固醇下降的藥物總稱。具體而言，包括：Pravastatin（如優宛錠U-Prava）、Simvastatin（如欣脂清膜衣錠Simvatin等）、Fluvastatin（如益脂可膜衣錠Lescol等）、Atorvastatin（如立普妥膜衣錠Lipitor等）、Pitavastatin（如利維樂Livalo等）、Rosuvastatin（如冠脂妥Crestor等）等。不過，這些藥物可能會誘發嚴重的副作用，如癌症或是橫紋肌溶解症。

人，是最長壽的。值得一提的是，能印證這個答案的資料堆積如山。比方說，我們在討論高血壓時提到的日本研究，這項研究調查了一萬名日本人的血糖值、血壓和膽固醇，並持續追蹤調查往後的十四年內，他們罹患了什麼病、或是死因是什麼。十四年後，膽固醇在二四〇至二六〇mg/dl的男女，死亡率最低。

大阪府成人疾病中心也曾以大阪府八尾市的一萬位居民，展開長達十一年的追蹤調查，結果顯示膽固醇在二四〇至二八〇mg/dl的男女，是最長壽的。這樣的傾向並非日本特有，韓國也曾針對加入健康保險的四十八萬民衆進行調查，膽固醇在二二一至二五一mg/dl的人，死亡率最低。此外，日本研究也曾針對八尾市的居民進行調查，結果發現膽固醇愈低的人，生活自理的能力愈低，癌症死亡率也愈高。既然如此，爲何會將膽固醇二二〇mg/dl以上的人認定爲高血脂症患者？這實在非常矛盾。

威脅E先生的醫生曾說：

「膽固醇過高的話，會導致動脈硬化，引發心肌梗塞。」

雖然高膽固醇的確容易引起這些併發症，但實際上因爲膽固醇過高而導致心肌梗塞的案例並不多。就整體的死亡率或癌症死亡率看來，膽固醇愈低，死亡率愈高才是不爭的事實。因此基於常識的判斷，E先生當然應該要停止服用司他汀才是上策。

E先生自從四年前來找我諮詢後，就不再服用藥物。如今他已經五十七歲，總膽固醇回到原來的水準、體重也恢復了，現在的他非常健康。

膽固醇不但是細胞膜的材料，也是合成荷爾蒙的材料，對人體而言非常重要。將它視爲壞東西，眞是大錯特錯。

服用司他汀的好處遠遠低於壞處。據說目前服用司他汀的人超過一千萬人，而且最近幾年人數還在不斷增加中。一般人服用司他汀後，會讓人體最重要的膽固醇出現不足，也會讓製造膽固醇時一起形成的輔酵素Q10不容易產生。我想大家都非常清楚輔酵素Q10是人體在產生活動能量時不可缺少的物質，負責非常重要的工作。

要是膽固醇不夠，細胞就會弱體化，自癒力自然也會明顯降低。換言之，服用司他汀可能對維持身體機能造成危險。如果眞要比什麼才是壞東西，司他汀顯然比膽固醇更壞，我想這樣的說法才是正確的。

肥胖

減肥的重點是……

老實說，一般人看病時都不太會認眞問醫生問題。到目前爲止我已經介紹了高血壓、糖尿病、高脂血症的個案，如果把肥胖排除在外，相信很多人一定會感到奇怪，所以我還是簡單地針對肥胖的部分爲大家說明。

有一段時間我擔任過某企業的專職醫生，無論是年輕還是上了年紀的女職員，都會常常跑來問我該怎麼減肥。我想減肥這個話題，一定有很多人有興趣了解。其實，這個世上有各式各樣的減肥方法，而且不斷推陳出新，但這些方法不過是把減重當成賺錢的商機罷了。

爲了把碳水化合物的攝取量降到最低，而一直吃相同的食物，體重確實會下降。但我希望大家能思考一點：一直吃相同的食物，結果會如何？

一直吃相同的食物，當然會造成營養失衡，身體的自癒力也會跟著下降。

靠單一食物減肥的方法，從以前就很多，如蘋果減肥法、蒟蒻減肥法、高麗菜減肥法、香蕉減肥法……，例子多得舉不完。一直吃相同的食物，本來就會很快出現飽足感，食物攝取量也會因此減少，同時因爲營養失衡，體重自然會下降。這種減肥方式一點創意也沒有，根本就是理所當然的結果。

另一方面，將碳水化合物（醣類）的攝取量降到最低，又會造成什麼結果呢？

碳水化合物是能量的來源，一旦攝取量降低，身體就會陷入能量不足的狀態。如此一來，蛋白質就會取代碳水化合物成爲能量來源，換句話說，一旦碳水化合物無法供應身體所需的能量，蛋白質（氨基酸）就會特地製造醣類，以確保能量的來源。蛋白質是肌肉的成分之一，平時儲存在我們的身體裡，一旦必須消耗蛋白質，就會影響肌肉的生長，自癒力當然也會明顯下降。

無論是單一食物減肥法還是減少碳水化合物的攝取量，都會對身體造成傷害，雖然就結果而言的確是達成了減肥目的，但從另一個角度看，這其實是一種玩命的減肥方式。說穿了就是讓身體出毛病，體重當然就會下降。

那到底有沒有既能維持身體健康、又能達到減重效果的減肥方法呢？當然有。**健康的減重方式不能減少營養素，只能減少卡路里，也就是說，食量和運動量要取得平衡**。

減肥多少都需要努力，而且要有覺悟和決心。我接下來要說的這一點也許不太中聽，但是易胖體質的人，從生物學的角度來看，其實是進化程度比較高的。對於老是處於飢餓狀態的人來說，易胖體質才是終極的進化型態，能儲備脂肪以供燃燒。另外，還有一件很重要的事：其實胖一點的人才會長壽——當然，讓人不由自主自動迴避的體型不在此限。

想要減肥，首先體重計是不可缺少的工具，如果同時能測體脂肪的話更好，並養成測量體重的習慣。接著要做的就是記住自己的體重，在未來的一天或二天，減少攝取甜點、酒精飲料、少吃油炸或甜食。此外，盡可能不要搭電梯、手扶梯。若是想要減重超過五公斤，的確需要一些努力。但如果是一、二公斤的話，只要花點心思，任何人都可以輕而易舉地減重成功。

做一些消耗體力的事，一個月最少可以減掉大約二至三公斤；持續二到三個月的話，應該可以減少好幾公斤。我想只要掌握這個訣竅，每個人都會對自己的減重很有信心。這個方法絕對沒問題，我自己已經見證了超過一百人利用這個方法達到減重目的。這是一個只要短時間的努力，就能成功減重的方法，而且所花的費用也只有體重計的價錢而已。

當我說明到此，很多人會問我另一個問題。如果不減少食量，光靠運動是否也能達到減重的功效呢？照理論來說確實可行，但事實上並不存在。爲什麼我會這麼說？能做到光靠運動減重，表示自制力很高，身材一定都不胖。這也是經過我們驗證的結果。

講到這裡，還要提到水果。果糖給人的感覺要比其他醣類來得甜，但令人意外的是，水果很難成爲導致肥胖的原因，因爲水果含有豐富的維他命和礦物質。或許有人會認爲水果不能幫助減肥，但我卻認爲水果是最適合減肥時食用的食物。

前來診所諮詢減肥的人實在太多了，我因此舉辦了好幾次減重講座，一口氣服務衆人。令我意外的是，出席的聽衆幾乎個個身材苗條。該來的人沒來，不該來的人卻來了一堆，實在讓我匪夷所思。換句話說，**減肥這檔子事，完全是意識問題**。

新陳代謝症候群的真相

新陳代謝症候群最近非常火紅，是最具代表性的第一類疾病（看不看醫生都會痊癒）。肥胖、高血壓、高脂血症和糖尿病，只要有兩種症狀以上，就屬於新陳代謝症候群，也就是第一類疾病的綜合體。

這一、二年，只要商品印上「新陳代謝症候群」字樣，就是銷售的保證。毫無疑問的，顯然社會上有許多人認爲這是一個非常嚴重的問題，新陳代謝症候群的專門醫生顯著增加，搞得像是世界末日般嚴重。**其實所謂的新陳代謝症候群，一言以蔽之，就是吃太多又運動不足，就這麼簡單**。只要不要吃過量，又持續運動就能痊癒。

偶爾醫院的櫃臺窗口，會有人來詢問：

「請問你們診所是否也提供新陳代謝症候群的諮詢？」

每次聽到這種問題，我的回答都是：

「如果你有心想要治療，只要注意飲食不過量，多動動身體就會好了，實在沒必要特地到診所來。」

但我其實很想這麼回答：

「我的時間是用在非常嚴重的疾病上、不是諮詢什麼新陳代謝症候群！」

不過，想要諮詢的人，本身並沒有錯。其實這不是一件值得大驚小怪的事，社會應該教導民衆正確的觀念，但很無奈，無論是政府或媒體，都在扮演煽風點火的角色，而且想趕搭這波熱潮、好好大撈一筆的商人大有人在。

我再重複一次，新陳代謝症候群，不過就是吃太多卻很少運動罷了，這個疾病本身沒有什麼威脅性。當你被告知罹患了「癌症」跟罹患了「新陳代謝症候群」，我想每個人在第一時間的反應肯定截然不同，而這個反應就是你的直覺。當你被宣告得了新陳代謝症候群，完全不需要緊張，就算不急著治療也不會發生延誤醫治的情況，更不會因此喪命。

新陳代謝症候群只是點出一個這樣的問題：如果長久以來養成不良的生活習慣，自己不去改善且置之不理，嚴重的話恐怕會對生命造成威脅。如果病患還不正視自己的健康狀況，就像無視旁人的警告硬闖進火車平交道，相當的愚蠢。正常人甚至不用看醫生就可以自己痊癒。

認眞說起來，爲這股新陳代謝症候群熱潮搧風點火的主嫌，其實是身爲醫生的我們。新陳代謝與荷爾蒙是一門非常有趣的學問，以分子生物學來解析身體發生複雜且多樣的生理現象，透過實驗重現化學反應，正是這項專業領域的特點。但是，無論實驗結果多麼完美，不過就是體內產生的生理現象之一，況且這些實驗還是以不可能存在的條件爲前提，所設計出來的虛擬情況。雖然是一門非常有趣的學問，但對於眞正需要幫助的病患卻沒有多少助益。

醫生該做的事項清單中，排在新陳代謝症候群之前的堆積如山，有癌症、小兒癌症、神經變性疾病、脊髓損傷、視力、聽力障礙，以及其他機能障礙等等。對這些爲罹患重大疾病所苦的人，醫生應該要盡全力救治。有的病人年紀輕輕就走到人生的終點，留下年邁的雙親、妻小或戀人，內心的無奈和苦楚又該如何排解呢？還有那些手腳無法自由活動、雙眼看不到、耳朵聽不見的人所承受的痛苦，以及面對健康日漸流逝的恐懼，就算不想向命運低頭，也只能默默接受，這些人的缺憾和悲苦，身爲醫生的我們絕對不能忘記。

這波新陳代謝症候群的風潮帶給民衆的唯一好處，就是喚醒那些缺乏健康意識的人，重新思考自己的生活習慣。我再重複一次，新陳代謝症候群屬於第一類疾病，而且認眞說來根本稱不上是病。在我的定義裡，第一類疾病不是疾病。

這股新陳代謝症候群的熱潮，讓大家開始關心自己的生活習慣，就這點來說，我認爲是一件好事。這種稱不上是疾病的病，可以靠自己的力量痊癒，如果社會上開始出現這種思潮，那麼我想新陳代謝症候群的恐慌風氣，應該也會散去。

腸

便祕是萬病之源

「便祕的定義是什麼？」

被認眞問到這樣的問題，其實還滿難回答的。

事實上，現代爲便祕所苦的人還眞不少。但就算一天的排便次數沒有超過一次，其實也沒什麼好擔心的，伴隨便祕而來的不舒服症狀，才是問題所在。

二十五歲的F小姐是粉領族，這幾年一直在持續服用治便祕的藥物，最近因爲吃了藥也不太排便，所以來找我諮詢。一問之下才知道，她服用了便立通（Pursennid）及百靈佳（Laxoberon）等多種市面上的藥物，但便祕情況卻未見改善。我接著詢問她的生活作息，才知道原來她用餐時間不規律，而且以外食居多，蔬菜、水果和發酵食品的攝取量非常少。

面對這樣的諮詢者，醫生首先要讓他們正視便祕的嚴重性。我告訴Ｆ小姐，便祕會讓腸道環境變得異常惡劣，如此一來，不但會造成免疫力下降、成爲各種疾病的根源，肌膚也會老化。另外，太過於依賴藥物，會讓藥效愈來愈差。我直接了當地告訴了Ｆ小姐她目前面臨的問題。

聽完我的解釋後，Ｆ小姐說：

「原來便祕是萬病的根源呢！」

這句話似乎也預告著她將有所改變。她開始改善自己的生活和飲食習慣。二週後，她就算不吃藥排便也很順暢，過去幾年來的焦慮感也都隨著便祕問題的解決而消失了。

Ｆ小姐的個案讓我想起Ｇ小姐。Ｇ小姐是一位二十七歲、非常熱愛工作的護士。完美主義的Ｇ小姐老是覺得自己不夠好，可能是個性使然，她經常服用精神安定劑，而且很難脫離藥物。Ｇ小姐也因爲便祕來找我，我告訴她只要解決便祕問題，就不需要依賴藥物，建議她多攝取發酵食品和乳酸菌。一個月後，當我再度見到G小姐時，她很開心地告訴我：

「謝謝醫生的建議，我現在心情非常好，便祕問題已經解決，而且也不必再吃藥了。」

在這裡，我要說個題外話。我從事醫療諮詢以來，很多人都是因爲腸子問題來的。因此接下來，我想談談關於腸子這個部分。

不知道大家對腸子有多少認識？

可能有很多人認爲，腸子不就是連接口腔到肛門的管子嗎？我想每個人應該都知道腸子是消化、吸收、排泄的器官，但關於腸子的常識也僅止於此，我猜應該沒有人覺得腸子這個器官非常厲害吧？那麼，我有幾個問題想要問問大家。

我們就從最基本的問題問起。

你知道腸子（小腸＋大腸）的長度和面積有多少嗎？

答案是長約七公尺，面積約有一個網球場大。

在你的腦海裡，可以想像腸子的畫面嗎？可能有人會認爲，就算腸子的面積很大，那又怎樣？

接下來進入核心問題，請用是或不是來回答。

「腸子是接受大腦的指令而運作的嗎？」

答案是「不是」。原則上，腸子靠自己的意識來運作。

腸子裡的神經細胞數量超過一億個，遠遠超過脊髓所有的神經細胞。換言之，腸子可以說是非常棒的神經器官。有一位學者對腸子神經的密集程度做了一個很妙的比喻，他說：「腸子就像套上了以神經做成的網襪。」

腸子靠自己的力量運作，這一點實在非常厲害。爲什麼會這樣？因爲腸子必須在瞬間判斷進入人體的物質要排除還是吸收。我們的生命仰賴吸收外來物質，以維持運作。什麼物質該吸收、什麼物質該排除，這個問題與生命息息相關，非常重要。一旦搞錯，生命就可能遭到威脅，而肩負如此重責大任的器官就是腸子。

經過我以上的說明，大家對於腸子的印象是否有所改變了呢？

下一個問題，也請用是或不是來回答。

「腸子是最大的免疫器官嗎？」

答案是「是」。很讓人意外吧？

人體全身的淋巴球*約有六成在腸子裡，這表示身體有六成抗體是由腸子負責的。換言之，腸子是人體最重要的免疫器官。或許大家對於這樣的答案感到意外，但其實**一個人是否容易得花粉症、支氣管炎、皮膚過敏等過敏性疾病，腸道環境的好壞占了很大的因素。另外，雖然還沒有明確的證據支持，但腸道環境的好壞，對包括癌症在內的慢性疾病，其發病與治癒的機率，有很大的影響。**

如同我剛才說的，腸子裡有很多神經細胞和免疫細胞，此外還有超過一百種以上的微生物，總數量有一百兆之多，總重量有一公斤重。我們的身體和這麼多的微生物共存，一定有其意義或功效，這些微生物的動靜對人的身心有很深的影響。因此，千萬不能隨便服用抗生物質來清潔腸道，抗生物質會把腸內的微生物通通消滅，對身心造成不良影響。

講到這裡，你對於腸子這個器官，是不是有了更大的改觀呢？會不會很想摸摸自己的肚子呢？

實不相瞞，很丟臉，我曾經也是一個忽視腸子的人。大學畢業後踏入了腦神經領域，當時我認爲腸子不過就是一個器官，選擇構造比腸子精巧的腦神經做爲研究對象，純粹是對腸子的偏見。隨著時間的流逝，在我從事醫療和健康諮詢的工作後，我終於了解腸子的厲害之處。老實說，這都是大家教我的。「腸道狀況

※淋巴球（lymphocyte）：占所有白血球的二五％，是一種體積比較小（六至十五μm）、細胞質較少的平滑細胞。主要功能包括利用抗體攻擊所有外來的異物、專門對付病毒等微小異物、甚至是排除體內的叛亂份子癌細胞等，可說是一支擁有許多機能的特殊部隊。

的好壞，可以說是人體健康的氣壓計。」我現在覺得這句話一點也不誇張，而且要向腸子致上最深的敬意。

近來，很多人的腸道都不算健康。攝取過量的脂肪、動物性蛋白質，服用過多藥物，加上蔬菜水果、發酵食品攝取不足等，都是造成腸道機能下降的主因。這樣的現象也和過敏及癌症等慢性病患逐漸增加的情況相吻合。

想要讓腸道的機能維持在最佳狀態，首先要改變飲食習慣。與其過度依賴藥物，倒不如善用益生菌及益菌生*才是睿智的做法。微生物自古就被稱爲生物反應免疫調節物（BRM*）的寶庫，而微生物研究與發酵技術，正是日本最引以爲傲的研究領域之一，長久以來，前輩們累積了相當多的研究成果，我們沒有理由不好好善用。

※益生菌、益菌生：所謂的益生菌（probiotics）是抗生素（antibiotics）的對比用詞，起源於生物間共生關係（probiosis）的生態學用語。這種說法可能讓人覺得艱澀難懂，「改善腸道內的壞菌，增進腸道內的消化與特殊營養素的吸收與代謝。」這樣的定義應該比較讓人容易理解。大家耳熟能詳的乳酸菌就是益生菌的代表之一。另一方面，益菌生（prebiotics）意指「益生菌所需要的某些特殊營養素」。這樣的說法應該比較好懂。具體來說，寡聚糖和纖維質皆屬益菌生。

※BRM（biological response modifiers）：直譯為生物反應免疫調節物，就是讓身體維持在健康狀態的有機化合物。

胃

胃潰瘍真的是胃酸造成的嗎？

和慢性便祕一樣，當胃感覺不對勁的時候，很多人都會服用胃藥。其實，我也曾經不把胃藥當一回事，直到碰到H先生才徹底改觀。

高齡七十八歲的H先生是一位和藹可親的爺爺，獨自住在養老院裡。有一天，H先生被診斷出急性胃炎，於是醫生開了喜美胃錠（cimetidine，一種制酸劑，也就是胃藥）讓他服用。沒想到隔天H先生突然意識不清，還開始出現幻覺。

我偶爾會去那間養老院，那次我去的時候，剛好遇上H先生的病情急轉直下。我幾乎不曾遇過病患會莫名地意識不清、出現幻覺的狀況。當時我猜想，說不定是他前一天服用喜美胃錠所導致，於是建議他暫停服用。果然隔天H先生的幻覺就消失了，一切平安無事。就算是胃藥也不能輕忽，是這件小插曲給我的新啓示。

一直以來，造成消化性潰瘍的原因，不外乎胃酸增加或由幽門螺旋菌導致。人在放鬆的狀態下原本就會促使胃酸分泌，而且胃酸的主要功能之一就是解毒。再者，很多人體內其實都有幽門螺旋菌，但罹患胃潰瘍的人實在是非常少。若從這幾個觀點看來，眞正的兇嫌應該另有其「人」，因此，我認爲醫生開制酸劑給病患一點道理也沒有。以H先生的情況來說，隨便開胃藥給他吃，實在不夠謹慎。

當人體處於緊張狀態，交感神經會讓引起發炎症狀的顆粒細胞*釋放出活性氧*，而與幽門螺旋菌交互作用，造成黏膜糜爛或潰瘍，近來這樣的說法愈來愈有公信力，而且是可以讓人們理解的。順道告訴大家，罹患胃潰瘍或十二指腸潰瘍的病患，他們的血液裡顆粒細胞的數量多於淋巴球的案例非常多。

※顆粒細胞（granulocyte）：占白血球的六成。因為在細胞質裡有殺菌作用的顆粒存在，取名為顆粒細胞。根據染色的不同，分成好中球、好酸球、好鹽基球等三種。

※活性氧（自由基）：氧異常活化的現象，擁有不安定且超強的酸化力。對生物而言，氧本來就是一種毒性很強的物質，在進化的過程中，出現了活用這種危險物質的勇敢生物，就是我們的祖先（好氧性生物），因為氧擁有極高的能量效率，讓好氧性生物能快速進化，最後進化成人類。知道氧氣的優缺點之後，可要懂得好好活用才行。千萬不可傻傻的前往所謂的「氧氣吧」（譯註：提供氧氣，讓人休息放鬆的地方），將活性氧吸入體內，實在是一種不智的行為。

頭痛

常吃止痛藥的危險

頭痛是門診病患當中最常出現的前三名。正因爲頭痛太過普遍，很多人總是輕易就服下止痛藥。絕大多數的慢性頭痛是不會致命的，但動不動就吃止痛藥，我認爲這不是上策。想要抑止頭痛、消除痛苦，不可否認吃藥的確是很有效的方式，但同時也要進行根本的治療才是正務。

五十四歲的I先生是公務員，在區公所上班。他熱愛工作，同時也有個人的興趣，看起來人品也很好。在外人看來，他的生活方式似乎與壓力沾不上邊，但其實過去三十年來I先生飽受頭痛之苦，對他來說吃止痛藥已經是家常便飯。他隨身攜帶醫院開給他的頭痛藥以及市售的頭痛藥，每天每隔幾小時就要吃一次。

在區公所的健康檢查中，I先生被診斷出罹患初期胃癌，並於某縣立醫院進行手術。出院後他來找我，我記得當時諮詢的問題跟手術後的生活習慣有關。當我聽到他服用頭痛藥的狀況後，建議他最好重新思考自己的用藥習慣。

看到I先生，讓我突然想起以前曾經有好幾個病患，懷疑自己因爲常吃止痛藥才會罹患癌症，而前來找我諮詢。雖然我無法斷定，但我猜測I先生罹癌，恐怕是長期服用頭痛藥刺激交感神經，再加上慢性壓力所導致的。可以預測的是如果I先生繼續吃止痛藥，胃癌一定會再復發、或是罹患另一種癌症。

聽完我的建議，I先生眞的開始改變服用止痛藥的習慣，改以刺激穴道或練習易筋功，來逐步減輕頭痛（關於刺激穴道和易筋功的介紹，請見本書第四章）。

有人說頭痛致命的機率大約只有萬分之一，非常少見。雖然這是事實，但我認爲應該先了解是什麼原因引發頭痛。不過，要眞正執行卻非常困難。關鍵在於病患的頭痛症狀，是否爲醫生過去曾遇過的案例。

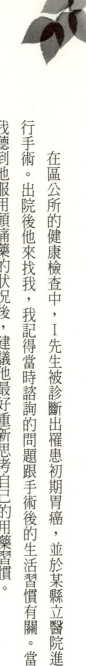

三十九歲的J先生是一位工地的工人，近幾年因爲慢性頭痛，常到某間縣立醫院看診。某一個星期六，他突然出現了有別於以往的頭痛，因此打電話給經常看病的醫生。對方告訴他：

「您的頭痛不會致命，請先服藥看看。」

隔天星期天，J先生的頭痛還是沒有消除，再度與醫院聯絡還是得到相同的答案，於是他找上了我。

因爲他說這次頭痛跟以前不太一樣，我馬上介紹他前往某間私立醫院，並叫救護車將他送到醫院去。醫院檢查結果證實，J先生是腦動脈瘤破裂導致蜘蛛網膜下出血，當天立即動了手術，所幸手術後J先生完全康復。

腰痠背痛

痠痛貼布的後遺症

三十四歲的K先生是建築師，幾乎每天都對著電腦從事繪圖工作，過去十幾年來一直都有腰痛的毛病，四處找整形外科或整脊師治療。每次治療後，的確會暫時舒服很多，但這並非根本的解決之道。他來找我的時候，腰上穿著緊身褡（以質輕金屬製成的無袖覆身物，用以固定脊椎、骨盤，矯正脊柱彎曲或避免疼痛），在諮詢的過程中還透露自己經常使用消炎鎮痛藥膏和貼布。

我對著很愛講道理的K先生說，通常**腰痛是因爲腰部缺乏力量、交感神經過於緊張等原因造成的**。貼上鎮痛藥膏或貼布讓血液暫時停止，或是穿上緊身褡，也許會讓症狀舒緩不少，但這麼做是無法根治的。我建議他，想改善腰部的血流狀況，必須刻意鍛鍊腰部的力量。具體來說，就是要修正上身向前傾的姿勢，同一個姿勢不要維持太久，適時做做伸展操，偶爾還要扭動腰部，如果可以的話，最好鍛鍊一下腹部肌肉。

K先生聽了我的建議後，果然身體力行改善腰部的血液循環，讓腰部保持溫暖，漸漸不再需要倚賴消炎鎮痛藥膏和貼布，最後果然成功跟腰痛說再見。

在上門求助的病患中，腰痛或膝蓋痠痛的人數僅次於頭痛，名列第二，而且有很多人習慣使用消炎鎮痛藥膏。依我的經驗，大多數人只要改變姿勢、減重、養成運動（步行）習慣，就能不再依賴藥物，完全脫離疼痛。

當然，身體疼痛總是讓人難以忍受，而且疼痛會引起失眠、易怒、抑鬱，也會讓身體的免疫力下降，因此爲了盡早消除疼痛，對症下藥非常重要；但若只會針對症狀下藥，卻忘了要根治，這也是不行的。

皮膚

過敏，如何根治

二十三歲的L小姐是剛步入社會的粉領族，從小就有輕微過敏，在開始工作一段時間後，溼疹的情況日漸嚴重，幾乎連妝都上不了，於是到住家附近的醫院看診。當她告訴醫生不太想使用類固醇藥物時，醫生爲她介紹一種特效新藥，開了一條普特皮（Protopic）軟膏給她。普特皮軟膏是一種非類固醇的異位性皮膚炎用藥，主要成分是他克莫司（Tacrolimus）。L小姐回家後在網路上搜尋普特皮軟膏的資訊，發現這種軟膏是抑制免疫力的藥物，她感到有點不安，於是來找我諮詢。

我從L小姐的話中聽來，醫生只有告訴她這是一種新的特效藥。或許普特皮軟膏用於溼疹會有令人滿意的效果，但這藥原本是用於腎臟或肝臟移植時，避免器官產生排斥反應的藥物。實際上有醫學報告指出，在器官移植時使用他克莫司這種抑制免疫力成分的藥物，很容易罹患癌症或惡性淋巴腫瘤。

於是我要Ｌ小姐不要使用新藥，在溼疹嚴重的短時間內，一邊使用類固醇軟膏，同時盡快適應新環境，並且改變自己的想法。

在我過去的經驗裡，因爲環境變化讓過敏性皮膚炎更加惡化的個案層出不窮。認眞負責的Ｌ小姐在踏入社會後，因爲突然從學生變成上班族，導致壓力產生，讓過敏症狀愈來愈嚴重，這是可以想見的。

我順便問她的飲食習慣，她比較常吃西式料理和加工食品。我建議她三餐最好以日式料理爲主，並多攝取發酵食品，也可以多吃乳酸菌。

大約一年後，我偶然遇見Ｌ小姐，她臉上的溼疹幾乎都不見了，看得出她現在過得很好。後來Ｌ小姐告訴我，她遵照我的指示，努力改變想法和飲食習慣，雖然一開始效果並不明顯，偶爾還是要塗抹類固醇軟膏。不過半年過去，她的身體狀況快速改善，幾乎不再擦藥，溼疹也不再出現了。

有些醫生不太願意讓病人塗類固醇，基本上我也同意這項做法。但是遇到症狀嚴重時，在不得已的情況下，類固醇也是一種選擇。L小姐除了擦藥，也努力減輕壓力、改變飲食等生活習慣，這才是戰勝過敏的最大主因。

日積月累的壓力往往是造成病症日益嚴重的最大原因，這一點不光是針對過敏，對其他慢性疾病也是。如果只靠藥物進行治療，不管過多久還是無法擺脫藥物，更別說痊癒了。

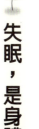

睡眠

失眠，是身體在警告你

因失眠而服用安眠藥的人不在少數，更令我訝異的是，很多醫生竟然不假思索，輕易地開出安眠藥給病患。如果是朋友因為失眠來找我諮詢，我應該會只說：「失眠不會死人。」就打發他離開。但對於特地前來諮詢的人，我不能口出惡言，必須更有禮貌地回答。

四十六歲的M先生在一間大型保險公司上班。過去幾年來，他因為擔任負責訓練營業員的分部長而非常在意業績，成天掛念著成交保單的數量，從早到晚滿腦子都是公事，就算工作順利，還是每天很晚回家，吃過晚餐洗完澡後就睡覺了。但即使躺在床上，他還是在想公事，這讓他愈來愈難睡著，總是要靠安眠藥才能入睡，最近他發現自己安眠藥吃的劑量愈來愈多，不免感到擔心，所以來找我諮詢。

M先生服用的安眠藥是酣樂欣（Halcion）和利福全錠（Clonazepam），而且服用量已經超過上限（M先生告訴我，他在兩間不同診所拿藥）。雖然他本人也知道服用過量不是好事，但還是持續吃過量的安眠藥。

我將安眠藥大致分成容易成癮和不容易成癮兩大類。M先生現在服用的安眠藥屬於容易成癮的藥劑，我要他先換成不容易成癮的安眠藥，同時告訴他改變生活習慣，才是解決失眠問題的根本之道。此外，我也針對他的飲食生活給他建議，希望他能早一點吃晚餐，並盡可能多攝取大豆或穀類食物。

所幸M先生自己也發現改變想法才是最重要的，大約過了半年，我聽到他終於擺脫安眠藥的好消息，而且不吃安眠藥後，每天早上起床不但精神飽滿，腦筋也靈活多了。

六十五歲的N太太是一位獨居的銀髮族，過去十年來要是沒有安眠藥就無法入睡，被失眠問題所苦的她，前來診所求助。雖然她本人很想戒掉安眠藥，但是如果不吃，就怎樣也睡不著，一旦無法入睡，她就會更焦慮，一點睡意也沒有。N太太在生活上沒有什麼特別煩惱的事，唯獨睡不著讓她傷透腦筋，每天最害怕夜晚來臨。她服用的安眠藥是依替唑侖（Etizolam, Depas）和酣樂欣，尤其手邊要是少了依替唑侖，就會讓她坐立難安。

這其實是相當典型的藥物依賴症，我建議她如果睡不著就不要睡，換個想法來看待這個問題。白天盡可能多做運動，晚上泡澡的時間長一點。同時，我也仔細對她說明安眠藥的副作用，尤其是成癮方面的問題，還可能會造成免疫力下降。

N太太立刻照著我的建議去做，她先將安眠藥的份量減半，同時嘗試每兩天或每三天停藥一天。三個月後當我再度見到她，幾乎不用服藥就能入睡。N太太說：

「偶爾還是會有睡不著的時候，但是我想起醫生告訴我，睡不著就不要勉強，這時候我就會悠哉地看看書，然後不知不覺就會睡著了。」

失眠可以大致分成兩種類型。一種是白天無論身體或心理都非常疲憊，讓交感神經過於興奮而導致失眠；另一種是白天沒怎麼勞動，單純因爲不累所以睡不著。前者只要改善白天的生活習慣，就能徹底治療失眠。至於要怎麼做？得從改變生活的步調做起，換言之，失眠其實是生活習慣不良的警訊。我想大家應該都知道，對於身體這樣的警訊，卻以安眠藥來處理，是無法解決問題的；而後者和前者是完全相反的生活形態。由此可知，想要消除睡眠障礙，根本的解決之道就是改變生活習慣。

另外，日本免疫學權威安保徹教授，最近提出一項說法，他認爲經常使用消炎鎮痛藥膏會引發失眠，我認爲這是有可能的。這樣的情況特別經常出現在銀髮族身上。因爲腰痛或膝蓋疼痛，經常在患部塗抹消炎鎮痛藥膏，而出現失眠症狀的人不在少數。此時我通常會建議病患暫時不要使用消炎鎮痛藥膏，失眠的問題果然就解決了。消炎鎮痛藥膏會過度刺激交感神經，因而導致失眠。

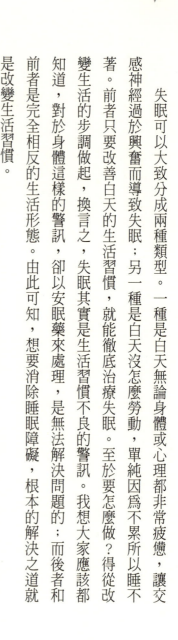

憂鬱

抗憂鬱劑，注意開藥者的專長

有人說現代人心理生病的很多，也許情況不到這麼嚴重，但確實有很多人是對現狀感到不安的，因此有很多人將很容易到手的抗憂鬱劑苯重氮基鹽*或選擇性血清素再吸收抑制劑（SSRI）等藥物，當作營養補充食品般經常服用。

在某金融機構上班的二十六歲上班族O先生，來到不熟悉的地方（在我家附

※苯重氮基鹽（benzodiazepine）：一九六〇年代開發的藥品，現在成為最常被使用的抗憂鬱劑和安眠藥。

近），據說他對於方言或風俗差異會感到很大的壓力，不安的情緒也因此變得嚴重。O先生是個一板一眼的人，對工作也抱持著全力以赴、絕不鬆懈的態度，每天都認眞工作，但要是有點不順遂，就會無法集中精神工作，對跟他人接觸感到厭煩。

大約在一個月前，他覺得自己精神怪怪的，到附近的診所去看病。那位醫生的專業領域是內科，所以沒能仔細問診，只簡單說：「有一種特效藥。」就開了抗憂鬱劑帕羅西汀（Paxil）給他。

O先生拿到藥後開始服用，但過了一段時間情況未見起色。他內心的不安未見好轉，反而更加嚴重，所以到我的診所來。其實在我替他診療之前，已經從O先生的上司那裡大致了解他的情況。讓我印象深刻的是，我見到他本人時，感覺跟我想像的差距甚遠，他本人給我一種有一點攻擊性的感覺。我的腦海立刻閃過，曾經看到書上記載「帕羅西汀會讓人出現攻擊性」。

我先慢慢與他交談，然後建議他暫時不要服用帕羅西汀這種抗憂鬱劑，並約好一個星期後複診。一個禮拜後再度見面，他告訴我：

「大概在我停藥的第四天，感覺自己心情變好，情緒也穩定下來了。」

其實不用他開口，當我看到他臉上出現的光芒，就知道之前的一切都是抗憂鬱劑造成的了。

我再舉一個典型的例子——其實類似的個案還眞多呢。靠著年金生活的六十五歲Ｐ先生，在一間大企業辛苦工作了三十八年後，在六十歲退休，此後每天過著愜意的田園生活。他的妻子因爲還在上班，平常都不在家，因此Ｐ先生的退休生活大多都是一個人獨處，慢慢地，他開始出現憂鬱症的症狀。

三年前，Ｐ先生因爲高血壓開始定期到某公立醫院看診。他的主治醫生（循環器官科）看出Ｐ先生的憂鬱症狀，非常親切地開了抗憂鬱的處方給他。醫生開給他一種名爲無鬱寧（Luvox）的ＳＳＲＩ藥物。他開始服用無鬱寧後，憂鬱症的症狀並沒有獲得改善，反而變得更嚴重。

Ｐ先生逐漸失去活力，對任何事都提不起勁，甚至無法走路。他的家人見狀去找主治醫生商量，醫生的回答是：

「P先生的情況是憂鬱症加上老人癡呆症。」

家人沒有辦法，只好讓P先生暫時這樣下去，後來他開始連話都說不清楚，甚至出現尿失禁，才轉而向我求助。

我告訴他們：

「P先生會變成這樣，無鬱寧的嫌疑最大，暫時先別服用。如果有必要的話，去找信任的心理治療內科醫生好好檢查一下。」

P先生停止服用無鬱寧之後的前三天，病情沒有明顯起色，但從第四天起，便慢慢恢復活力，講話也很清楚。一個禮拜後他的症狀幾乎完全改善，甚至已經能一個人去泡溫泉了。

現在有很多醫生輕易就開抗憂鬱劑或安眠藥給病患，我認爲這是非常危險的。如果是在短期內善用這些藥物，或許不會出現大問題，但前提是開處方的醫生，要對自己所開的藥負起責任。這些醫生不願意花時間與病患深談，而是以安眠藥或抗憂鬱劑打發病患。這麼說或許是我個人的偏見，但藥物不是好東西，最好避免持續服用。

開處方給病患，其實就像讓人吃毒藥，因此每位醫生都不該感情用事，要對自己開出的處方負責，即使是行醫數十年的醫生，每每開新藥給病患，還是會感到一絲不安，有一段時間會擔心病患服用後會出現副作用，也可能因爲這樣，做事小心翼翼的我，總是盡可能不開處方給病患。

持續用藥最令人擔心的問題，就是導致人體的自癒力下降，幾乎所有藥物都會導致這樣的結果。具體而言，可能會造成淋巴球的機能下降，而容易罹患癌症，這樣的結果想必大家都猜得到。

吃藥必須設下期限

我從日常接受諮詢的個案中，提出實例與大家分享。當然，我不是說照我說的做，疾病就會自然痊癒。我對病患的建議，只是衆多治療方法中的一種，我相信應該還有其他可能的醫療方式。

以上所有的案例都有一個共通點，就是**我給的建議都著眼於如何提高人體的自癒力。無論具體的方法是什麼，最重要是要能從根本治療疾病，這種態度才是治療慢性疾病時的必備條件**。實際上，幾乎所有個案也都是因爲提升自癒力，才眞的痊癒。

我並不是要否定藥物的療效，只是**非得使用藥物的時候，我會設下服用期限**。其實我勸病患服藥的情況並不算少，尤其是疼痛或嘔吐等難以忍受的症狀，我認爲都應該採取積極的治療方式去舒緩症狀。不過在我平日的諮詢個案裡，除了癌症，大多數個案都是不需服藥就可以解決的。換言之，藥物根本派不上用場。

慢性疾病的發生原因，往往很難一句話就說清楚。慢性疾病的特徵，就是諸多原因（如高血壓、肥胖、偏食、過勞、人際關係產生摩擦等）日積月累，讓病患身心飽受壓力，最後終於負荷不了而發病。例如高血壓，明明就不是單一原因造成的，如果想用降血壓藥來治療，根本就是大錯特錯。

我認爲慢性疾病應該要以根本治療爲重，花時間去思考最適合每位病患的方式，本來就是醫生應該做的工作。光是以「病名」爲根據，如果說醫生的職務是無論對象是誰，通通開相同的處方，那我對這樣的工作內容一點興趣也沒有，還不如交給機器，說不定還能更精確地執行任務。

從事醫療諮詢將近十五年，根據我的經驗，在我門診遇到的病人，有九成疾病只要治療目標是以根本治療爲出發點，應該都可以痊癒。當然其中有些病患必須配合藥物治療，但是使用藥物是以根本治療爲前提，在效果出現之前利用藥物對症下藥，讓症狀獲得舒緩。因此用藥的前提，是必須設下期限。

第3章

健康與生病的分水嶺

自癒力決定你的健康

很遺憾，許多第一類疾病的病患，明明不需要一直看病也可以治好、或根本不需要看病，卻都被逼著到醫院來成爲肥羊患者。這些第一類疾病的病患，該怎麼做才不會成爲醫院經營者眼中的肥羊、白白支付醫藥費呢？當然，最重要的就是要知道靠自己身體的力量治癒疾病的方法，加以學習和應用。但在這之前，我想更重要的一件事，是確實掌握健康和生病的分界。

究竟怎樣的狀態叫健康？怎樣的狀態叫生病？雖然大家平常聊天的時候，就常會提到「健康」與「生病」這兩個耳熟能詳的詞，但如果問該怎麼定義，卻又很難回答。就算請教醫生，能正確回答的恐怕也是少之又少。

順帶一提，世界衛生組織（WHO）的定義爲：「健康是指身體、心理及社會福利都處於健全狀態，而非純粹指不處於疾病或虛弱的狀態。」不過，這個解釋還是太抽象，讓人覺得似懂非懂。

姑且不論世界衛生組織的定義，如果試著以簡單直接的話具體描述健康的狀態，我認爲應該是：**早上自然醒來、身體沒有感到疼痛或不舒服、好好用餐、排便也很順暢、對工作和學習充滿欲望、能夠自由活動、懂得體貼他人，晚上能安穩入睡**。但是，我們在日常生活中所尋求的健康狀態，常常不是如此完美、無懈可擊，而只設定在身體能自由活動的最低標準。

在此舉一個例子說明。

每個人的身體裡面，每天都有癌細胞產生，但不是每個人都是癌症患者，爲什麼？

這是因爲體內產生的癌細胞無法順利成長，換言之，是我們身體裡的抑制基因讓這些癌細胞恢復成正常細胞，再不然就是被淋巴球或巨噬細胞*逐一處理掉。因此大家才能每天平安健康地活著，沒有成爲癌症患者。

人體不是固體物質，身體裡的細胞、原子、分子，看起來似乎都一樣，但其實常常進行替換。每個人的體型過了一年或許沒有太明顯的改變，明年的今天，如果在街上遇見一年沒見的老朋友，對方肯定還是能一眼就認出你；但一年前在你身上的細胞，除了少部分神經細胞外，包括你的蝴蝶袖、肚子上多出來的脂肪細胞，都已經汰舊換新了；如果是原子或分子的話，更是徹徹底底的全數更換了。

一年前組成你這個人的那些細胞、原子和分子，現在根本不存在，只是整體看起來似乎沒有改變而已。因此，當你和朋友一年不見，對方如果跟你說：「好久不見，你一點都沒變呢。」這時，你應該要這樣回答才對：「怎麼會！我全身上下都變了，怎麼會一點都沒變？」

外人之所以看不出你的改變，是因為你的身體裡有一種不可思議的超偉大能力，讓你維持在相同的狀態，我們稱之爲「體內平衡」（homeostasis）。**維持體內平衡及身體健全的能力，其實就是「自癒力」**。

具不具備體內平衡，是區分生物與非生物的最大特徵。換言之，生物（生命）並非一個固定的存在，而是身上的物質不斷出現、消滅，保持在一種動態的平衡下。所謂的生命，就是細胞（分子或原子）不斷更換，神奇地維持著體內平衡。

體內平衡不光指外在的姿態，延續生命的機能也是體內平衡的一種展現。體溫就是典型的例子，無論酷暑還是寒冬，每個人的體溫幾乎都維持在三十六．五度左右，這是最適合人體機能運作的溫度。

我認爲**「健康」就是體內平衡維持在健全的狀態；而「生病」就是體內平衡瓦解，無法恢復原狀、或很難恢復原狀**。

※巨噬細胞（macrophage）：白血球（單球、顆粒細胞、淋巴球）的一種。巨噬細胞生存在人體的每個地方，這種細胞扮演免疫系統的角色，其功能在於吞噬入侵的細菌、病毒、垃圾和衰竭的細胞，是種什麼都吃的怪胎細胞，因此才有這樣的名稱。也有人叫它為貪噬細胞。

檢查不出毛病不代表沒事

病人會恢復健康還是身陷疾病，醫生在這個分水嶺上的處理態度格外重要。所謂的分水嶺，其實就是中醫所說的「未病」。未病是指體內平衡即將失衡的狀態，如果置之不理，一定會失去平衡，相當危險。

接下來，我將以未病爲主軸，將身體的狀態分以下三種：

狀態一：體內平衡維持在健全的狀態——健康

狀態二：體內平衡即將失衡的狀態——未病

狀態三：體內平衡完全失衡，而且無法恢復正常、逐漸惡化的狀態——生病

這三種狀態彼此之間並沒有明顯的界線。

中醫所說的未病，就是身體檢查不出明顯的異常，也沒有出現明顯的病症，只是有點不太舒服，在生病前身心出現的微妙變化。如此重要的變化，要是能早一步察覺並迅速改善，就能阻止發病，換言之，就能預防疾病產生。中國有句諺語叫做「上工治未病」，上工指眞正的醫生，眞正高明的醫生會在病人處於未病的階段就察覺異常，快速處理。

另一方面，西醫往往忽略未病這個階段，等到發病之後才開始進行治療。也就是說，在身體檢查時發現異狀、或是直到出現明確的病症，西醫才會認爲病患生病了，必須進行治療。在身體還沒出現明確病症時，醫生是不會對病患採取任何行動的。

換個說法好了，以火災發生時的救火行動比喻醫生處理疾病的態度，中醫絕對不會在火災發生後才來救火，而是在極有可能引發火災的危險場所，事先進行安全檢查，將易燃的建材換成非易燃物。當然，一旦眞的發生火災，就得盡快撲滅火勢，這點無論中醫或西醫，態度都是一樣的。但除此之外，我認爲預防火災再次發生，也非常重要。

比方說，癌症病患在治療的過程中，身體常常耗費很大的能量。按照西醫的做法，通常都要等到病患發病，才來考慮因應的對策，我認爲這不是個好方式，反而應該向中醫看齊，在未病的階段確實掌握身體細微的異常變化，早一步提高病患的自癒力。西醫的「靜觀其變」對重症的治療顯得過於消極；相較之下，採取事先調節的中醫，其態度就顯得「積極進取」。

中醫的宗旨在提高人體自癒力

中醫的宗旨在於提高自癒力，這種思想無論用在治療疾病還是未病，都非常合理。我認爲巧妙運用中醫，對我們而言是有用的，甚至可以說是非用不可的。

不過，中醫和漢方醫學基本上是完全不同的兩門學問，我想知道這一點的人非常少。江戶時代末期，西方醫學被引進日本，在那之前，日本的醫學稱爲「漢方醫學」。若要追究源頭，其實也是從中國傳進來的，這也是漢方醫學的名稱由來。漢方醫學代表日本的傳統醫學，而中醫則指中國的傳統醫學。

西醫在二十世紀有著顯著的卓越發展，包括發現抗生素、陸續研發出有效的疫苗，讓威脅生命的感染性疾病快速減少。與此同時，二十世紀人類以飲食爲主的生活習慣與生活環境，開始出現急速的變化，癌症、心血管疾病、腦血管疾病、過敏、新陳代謝症候群，以及膠原病（全身紅斑性狼瘡、硬皮症、風溼性關節炎、皮膚肌炎、多發性肌炎等疾病之總稱）等慢性疾病的患者，都在急速增加當中。

這些慢性疾病的病患如果光靠西醫，治療效果往往有限，很難根除，**想要徹底擺脫疾病糾纏，還是得從改善生活習慣做起，提高身體的自癒力，將身體和心靈視爲一體，才能讓身體的平衡和節奏回復正常，根除病源**。以身心合一爲出發點的醫學，應該要格外重視中醫的觀點。

此外，中醫自古就講究氣（生命的能量）的概念，不像西醫將人體視爲機械、將器官視爲零件。在治療時，中醫會以整個人體爲對象，而非針對單獨的器官，這是中醫治療的最大特色。

日本的醫療受到中醫思想影響，成爲醫生大幅提高治癒率、取得病患信任的原動力，我甚至認爲這就是醫生的義務。醫界先進累積了數千年經驗，身爲後輩的我們如果不善加運用，豈不是非常可惜？也有損患者的權益。

中國最近巧妙地結合西醫與中醫的優點，爲病患進行治療，稱爲中西醫整合治療。這種療法已經成爲包括癌症在內等慢性疾病的主流治療方式。做法通常是在初期治療時採用西醫，之後改以中醫的方式來調養生息，是一種非常聰明的治療方法。我認爲日本應該要引進這套醫療經驗，當然我個人也需要學習。希望這套療法未來在日本也能非常普及。

日本現在的癌症治療仍以西醫爲主，癌症的初期治療大多仰賴手術或抗癌藥劑，之後就什麼都不做，不但沒有對病患進行生活指導，也不採用中醫療法，只是被動地靜待癌症復發或轉移。或許因爲這樣，實際上**有一半的癌症病患死於癌症復發或轉移**。我認爲如果能積極抑止癌症的復發或轉移，結果應該會大不同，獨尊西醫，是日本醫療現況的悲哀。

健康和生病的分界點

接下來，我將以中醫的關鍵字「未病」爲重點，以醫療諮詢經常遇到的糖尿病爲例，爲大家說明健康和疾病的分界點。

我想應該有不少人看到甜食就眼睛一亮，這些嗜吃甜食的人可以一口氣吃掉很多日式甜點，或一口氣喝下一公升裝的可樂。在正常情況下，體內的血糖値會在瞬間暴增，幾個小時後又回到正常水準，這是因爲胰臟β細胞*所分泌的

※胰臟β細胞：分泌胰島素的重要細胞。如果這個細胞停止運作，就屬於第二型的糖尿病。另外，如果這個β細胞的功能本來就不太好了，又因為淋巴球的攻擊而遭到破壞的話，則屬於第一型的糖尿病。

胰島素發揮功效，將血糖值控制在正常範圍內的緣故。換言之，那是因爲身體裡維持體內平衡的機能一切正常，而這樣的身體狀態，就符合我之前所講的狀態一，屬於綠燈。

然而，隨著你工作忙碌、缺乏運動，又承受太大的生活壓力時，身體會出現怎樣的變化呢？一旦內臟脂肪過多，慢慢地，維持體內平衡的自癒力就會愈來愈差，血糖值就不容易恢復到正常範圍。當維持體內平衡的能力變差，又或血糖值很難恢復到原有的數值時，這種狀態就稱之爲未病，被列爲狀態二，屬於黃燈。其實狀態二是非常重要的時期，簡直就是命運的分界點。可惜無論病患個人或醫生，都很不重視這個時間點。

如果在狀態二的情況下接受健康檢查，我猜空腹時血糖值應該在一二六mg/dl以上。依照目前的標準，一二五mg/dl以下才是正常，一二六mg/dl以上爲異常，恐怕就要被貼上糖尿病患的標籤、領到降血糖藥的處方箋，醫生還會語帶威脅地告訴你如果不按時吃藥，將來可能會失明、因腎功能衰退而必須洗腎、雙腳被截肢等等，讓病患感到不安，飛也似地前往藥局拿藥，回去後乖乖服用。

糖尿病患的未來也在這時一分爲二，這是一個相當重要的分界點。

一種是不知反省自己的健康狀態，乖乖照醫生的指示服藥，這項選擇看起來非常輕鬆。爲什麼我會這麼說？因爲只要吃藥就行了。開始吃藥後，初期血糖值的確很快就會降下來，甚至讓病患出現已經治好的錯覺，進而忽略改善飲食、運動習慣等建議。這些病患會神經大條地認爲，反正只要乖乖吃藥就可以了。

吃藥只是對症治療的一種方法，胰臟β細胞分泌的胰島素不會因爲吃藥而增加，反而會讓胰島素的分泌能力變差，因爲服用降血糖藥，會讓治療的方向朝完全相反的方向前進。爲什麼會這樣？因爲病患服用降血糖藥，反而會讓β細胞失去功能，不再分泌胰島素。身體其實很聰明，懂得合理判斷狀況。一旦降血糖藥讓血糖值下降，β細胞就會認爲不必再辛苦分泌胰島素了，但事情並沒想像中的美好。

本來只要改變自己的運動或飲食習慣、適時解除壓力，就能提高身體的自癒力，同時胰島素分泌能力也能獲得改善。但現在吃了藥，別說身體會恢復健康，反而只會愈來愈糟。當降血糖藥不再有效，甚至引起併發症後，屆時就得一輩子注射胰島素，最後就眞的陷入眼睛再也看不到、因腎功能衰退而必須洗腎、雙腳必須截肢等悲慘狀況。換言之，這時的身體已經亮起紅燈，屬於狀態三。

那麼，分界點的第二個選項是什麼呢？

在求助醫生之前，先努力提高自癒力，認眞改變長期以來的生活習慣。這或許需要花上一段時間，但我敢保證，你的身體一定能恢復到狀態一的水準。

我不是鼓勵大家不要看醫生，而是當身體還處於「未病」、不需要看醫生的階段，就要努力改變生活習慣與想法。這一點很重要。

第4章
提高自癒力，不必有壓力

醫生的職責是啓動你的自癒力

從未病的概念就知道自癒力有多重要，自癒力是指維持體內平衡的能力，又稱之爲自我修復能力、復原力或恢復力等，也可以稱爲自我調整的能力，是潛在人體內的超強能力。

自癒力會因個人及年齡的不同而產生差異。感冒或外傷的治療時間，之所以會因爲年齡出現很大的差異，也是因爲這個原因。雖然每個人的自癒力會因先天體質而不同，但經過後天訓練也有提高的可能。

遺憾的是，自癒力會隨著年紀增長而下降。據說自癒力的功能會一直持續到一百二十歲，換言之，人類其實可以健康地活到一百二十歲。年輕的時候即使生活不規律，身體也不會出現大太的問題；一旦到了四、五十歲，身體可能就會愈來愈不聽使喚。日本有句諺語說：「四十歲之後，要照自己的規律來生活。」諺語中的規律，可以解釋爲自癒力。

在本章，我想先簡單扼要地說明疾病的治療究竟是怎麼一回事。

我想請各位先回想一下，怎樣的狀態稱爲生病？當體內平衡失衡，無法恢復原來的狀態、甚至出現惡化的趨勢，如果繼續置之不理，可能遲早會有生命危險。我們應該做的，就是提高自癒力，增強身體本來的復原能力，讓體內平衡回到正常的狀態。

以感冒爲例，人感冒時應該要立刻停止工作，讓身體保持溫暖，同時補充水分和營養，此時讓身體好好休息，是提高自癒力的唯一方法。換言之，要治療疾病其實不一定要靠醫生。當然，如果是像我先前提到的急性硬膜外血腫，就非得靠醫生幫助不可，因爲如果沒動緊急手術，患者一定會沒命。

我在這裡要強調的一點是，**醫生所做的，不過是爲病患創造出可以順利啓動自癒力的環境，身體的疾病不是靠醫生治癒的**。即便是急性硬膜外血腫，醫生能做的也只有取出血塊而已，除此之外其實什麼也沒做，治癒的主導者還是病患本人。如果出血速度很快，光靠身體的自癒力無法應付，醫生的職責就是爭取更多時間讓自癒力順利運作。因此，身爲醫生，我要坦白告訴大家，醫生是無法治病的。不是只有我這麼說，無論哪位名醫，對於無法挽回的情況還是束手無策，如果病患本身的自癒力不足，即使華陀再世，也無法讓病患康復。

又例如肺結核，在以前是一種令人聞之色變的致命疾病，如今隨著抗生素的普及已經受到控制。肺結核過去一直都被視爲絕症，如今卻彷彿被施了魔法般可以治好，難怪病患會把幫他們注射盤尼西林的醫生當成神了。醫界不斷戰勝各種傳染病，看在大家的眼裡，也難怪衆人會以爲是醫生治好疾病的。但事實上，醫生只是藉由提供抗生素，提供病患康復的環境罷了。最後還是要靠病患自己提升身體的營養狀態，才能戰勝結核菌。

現在只要一感冒就去看病的人已經不多了，理由之一是「小感冒不需要看醫生」的想法已經深植人心，因爲大家都知道只要讓身體保暖，補充足夠的水分和養分，讓身體好好休息，大約二、三天感冒就會痊癒。

在我小時候，感冒被視爲是萬病之源，延誤就醫的話，可能會引發支氣管炎或肺炎，因此一定要趕快看醫生，到醫院注射退燒藥劑、領取抗生素、胃藥或退燒藥。今天看來，這根本就是浪費醫療資源。

現在大部分人都認爲發燒是正常不過的身體反應，服用退燒藥反而會妨礙身體反應，抗生素對治療感冒幾乎一點幫助也沒有，這樣的常識愈來愈普及了。如果只是輕微感冒，實在不必看醫生，而是要在家裡好好休養，靠身體的力量擊退感冒。這樣的觀念儼然成爲一種常識，而且每個人都能簡單處理。

感冒是最典型的第一類疾病，就算不找醫生，也一定會痊癒。不過，還是有人深信感冒一定要看醫生，認爲一旦發燒就得盡快退燒才行，深信抗生素是治療感冒的特效藥。對於有這類想法的患者，無論我多苦口婆心勸說只要在家休養感冒就會自動痊癒，他們還是無法理解。有些人還會誤會我，以爲那是我拒絕看診的理由。因此，有很多醫生只好爲這些病患打針、給他們抗生素或退燒藥，才能得到病患的諒解。我想實際上，有的醫生甚至還會要病患進行X光或抽血檢查。

在這裡，我還是要再強調一次，感冒時服用不必要的退燒藥或抗生素，會明顯妨礙自癒力，最後可能導致治療時間拖長，或讓病情惡化。醫生和病人不做多餘的事，才能讓感冒徹底痊癒。

感冒了不好好休息、勉強自己繼續工作，有時會導致體內失衡，引發二次性的細菌感染，嚴重的話甚至會引發支氣管炎或肺炎。其實每個人的身體都有足夠的力量對抗感冒，一旦輕忽這種力量，嚴重時可能危及性命，千萬不可大意。

對症療法只能緩和症狀

緊接著我要向大家說明不用看醫生也會痊癒的第一類疾病，以及不看醫生就無法康復的第二類疾病，這兩者之間的差異。

第一類疾病通常能以提高自癒力的方式對治身體的不適，而透過提高自癒力也難以處理的情況，則屬於第二類疾病。換言之，治療時需要緊急處理、特殊的技能、廣泛的知識，甚至是綜合性知識的，都被歸爲第二類疾病。也就是說，無論如何都需要醫生等專業人士介入有才辦法處理的疾病，就屬於第二類疾病。

具體而言，意外傷害、腦溢血、腦中風、蜘蛛網膜下出血、狹心症、心肌梗塞、大動脈瘤、傳染病、急性藥物中毒等，當然還包括癌症在內，都屬於第二類疾病。部分情況是必須在短時間內做出處置，而處置方法往往只有一個，或是只有少數幾種，甚至連治療方法都相同，比方說急救治療或傳染病治療等等。

舉例來說，當身體受到外傷時，第一優先考量是維持生命跡象，因此確保心肺機能或爲病患止血，就成爲必須緊急處理的第一步驟，接著是開藥給病患或動手術。這些步驟比其他步驟來得重要，傳染病也是如此。最後還是要提高病患自身的免疫力，但在這之前，先用抗生素來解決現狀仍是必要步驟。

換言之，對身體進行根本治療之前，醫生是以救命爲第一優先，或許在當時會有風險產生，但還是得先進行手術或投藥，以求在短時間內穩定病情，也就是說，在第一時間要採用對症療法。

西醫這種以「盡快消除現有症狀」爲主要目的的醫學或療法，一般來說可以視爲對症療法。先前我曾提到過急性硬膜外血腫必須進行緊急手術，就是相當典型的案例。緊急手術後，症狀會在短時間內獲得改善，讓病患撿回一命，我認爲這就是西醫的價值所在。西醫在緊急治療、重建手術以及影像診斷方面發揮了強大的效果，是其他治療方法望塵莫及的。

提高自癒力才能根治疾病

治療慢性疾病時，偶爾對症治療是有效的，但光是這樣卻無法根本治癒，我認爲要徹底治療慢性疾病，必須設法提高病患的自癒力。

例如治療糖尿病時，臨床上最常使用的處方是醣祿錠*、磺醯尿素劑*，這兩種藥的用量加起來占糖尿病用藥的八五%，但無論哪一種，都無法根治糖尿病，只能讓病患的血糖值下降，卻無法讓分泌胰島素的胰臟β細胞恢復正常功能。尤其磺醯尿素劑，藥效是強迫胰臟β細胞分泌胰島素，屬於一種非常草率的治療法，長期下來反而會讓胰臟β細胞痲痺，不再分泌胰島素，如此一來，就得用胰島素來治療糖尿病了。

癌症的情況也是一樣。癌細胞會抑制人體的免疫力，因此藉由手術或放射線治療清除癌細胞，的確有其道理存在，但這種治療法並非根本治療，而是對症治療。爲什麼我會這麼說呢？因爲**癌細胞只是癌症的結果，而非癌症的原因，接受癌症手術的病患，有半數會在三年內復發或轉移，這就是最大的證據**。因爲這些病患只接受對症療法，沒有進行根本治療，也因爲如此，我才認爲治療慢性疾病必須把根本治療放在第一位。

※醣祿錠（α-glucosidase）：糖尿病的治療藥物之一。抑止消化酵素將糖類分解為葡萄糖的功能，延緩葡萄糖的吸收，抑制血糖上升。但這項藥物會造成腹部膨脹、放屁增加等副作用。

※磺醯尿素劑（SU劑：sulfonylurea agents）：糖尿病的治療藥物之一。藥效是刺激胰臟β細胞，迫使它分泌胰島素，是一種相當野蠻的藥物。總有一天，胰臟β細胞會痲痺，不再分泌任何胰島素。

首先，病患必須改變想法、攝取充足的營養、提高血液循環的效率、維持自律神經的平衡與協調，如果這麼做還不夠，接著才是服藥或動手術，甚至是接受放射線這種侵入性治療，但必須限定治療的時間。

糖尿病或高血壓病患不應該一開始就用藥物治療，而是先修正包括飲食在內的生活習慣，很多病患都是因爲這樣而使病情改善、甚至痊癒的。如果在改善不良的生活習慣後病情仍未見好轉，才考慮在短期間內同時服用藥劑，無須長期服用藥物。

有些醫生不對慢性病患提出飲食等生活習慣的建議，反而立刻要求病患開始服藥，這種做法大錯特錯。此外，醫生沒有限定藥物的服用期限，不斷開處方給病患，也有違常理。**藥物基本上是不好的，換個說法就是有毒物質，應該要避免持續開藥給病患服用。如果非開藥不可，也得限制病患服藥的期限。**

基本上，想讓慢性病患康復，改變個人的想法、修正飲食等生活習慣才是最重要的，這也是醫生應該優先採用的治療方法。倘若這麼做還無法改善病情，才考慮採用侵入性治療（服藥、進行手術、放射線治療等西醫的治療方式），但治療期限要控制在最短時間之內，這才是最正確的。

是否應該採用侵入性治療，以及治療時的最低用藥量是多少，仰賴醫生的專業判斷。或者應該說，是否要求病患取消現在的用藥，正是醫生展現專業能力的時刻，但事實上，只是無止盡地開處方箋給高血壓或糖尿病患的醫生何其多啊！

在現在的診療報酬制度下，無論是專業的判斷或指導病患生活習慣，都無法讓醫生增加收入。努力少讓病患吃下毒藥、指導病患提高自癒力的醫生，是無法獲得應有報酬的；反倒是只會餵病患吃毒藥的醫生荷包滿滿，更不可思議的是，給病患愈多有毒性的藥物，醫生就能賺愈多錢。這樣的制度，不是非常奇怪嗎？

吃藥是最後的選擇

藥物具有治療疾病的效果，但有時也會破壞身體健康。吃藥眞的有效嗎？我想再花點篇幅討論這個問題。目前日本使用的藥物據說有一萬五千種。當然，正確的數字從來沒人做過統計，也不可能有人對這麼多的藥物瞭若指掌，無庸置疑的是，日本是世界上使用藥物最多的國家，外國人對日本人這麼愛吃藥，總是投以異樣目光。

然而，在爲數眾多的藥物中，沒有任何藥物能夠提高自癒力。換言之，藥物基本上對人體的復原能力只會造成阻礙，且每種藥物都有副作用。在這樣的前提下，過度使用藥物會造成什麼樣的情況，不言可喻。以藥物來治病，是基於「以毒攻毒」的想法，如果沒有很大的好處就不該隨便用藥。

我認爲使用藥物應該是在別無選擇情況下的最後手段。至於什麼時候才該使用藥物？一是當症狀已經嚴重到病患無法忍受，且用藥的優點遠大過風險時；另外則是如果不用藥，病患就有喪命的可能。我想大概就僅止於這兩種情況吧。

我想起自己還在當實習醫生時的往事，那已經是很久以前的事情了。當時我和幾位實習醫生下班後常一起去喝酒。那天，我跟同事喝得很盡性，開心地各自回家。隔天我照常到醫院去上班，赫然看到昨晚和我一起喝酒的同事T，竟然躺在醫院的病床上。當時我們幾個人都嚇壞了，還被值班的醫生找去問話。

原來昨天晚上T在回家路上突然身體不適失去意識，昏倒在平交道中央（還好末班電車早就開走了），被路過的人發現，打一一九報警，幸運地被送到我們工作的醫院來，緊急注射類固醇後並無大礙。後來我們才知道，原來T是過敏體質，可能是昨晚食材使用了引發T過敏的蕎麥粉才會這樣。

如今T可是堂堂大醫院的副院長兼腦外科主任，在醫界相當活躍。他之所以能幸運撿回一命，除了一一九在最短時間內將他送醫急救外，如果當時少了類固醇，T恐怕也不會有今日的成就與地位。雖然這已經是陳年往事，對當時還是實習醫生的我而言，卻像是上了一堂震撼課，就像昨天才發生一樣歷歷在目。

順道爲大家解釋類固醇這項藥物，它是所有抗發炎藥物裡抗炎效果*最好的一種。比方上述食物過敏、藥物過敏以及氣喘等重症發作時，使用類固醇能迅速解除病患的危機。但正因爲效果十分顯著，使用時也要格外小心，要是使用過度，會造成身體免疫力明顯下降。

也有些人視類固醇或抗癌藥物爲眼中釘，我認爲這種態度是不智的。我想大家應該都要有這樣的觀念：藥物本來就是毒藥，所以「善用」藥物才是睿智的。就如同剪刀很危險，用的時候要格外小心一樣。

在短時間內，使用有效的藥物我認爲沒有問題。有問題的是毫無意義的短期用藥，或長期用藥不知停止，而損害了體內的自癒力。

如果有位醫生跟你的家人說：

「這種病不可能根治，你得一輩子吃這種藥。」

你應該親切地告訴家人：

「不要再去看這位醫生了。」

說不定你這句話會救家人一命呢。

在身體沒有出現無法忍耐的痛苦或致命的危險前，要病患吃下可能會損害自癒力的藥物，到底有何意義？唯一的意義就是提高製藥公司的營業額罷了。

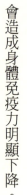

加拿大多倫多大學的學者，在《美國醫學雜誌》（一九九八年十月）發表的某項數據，讓許多醫生感到震驚。那就是一九九四年，全美醫生所開的處方箋高達三十億張，其中因爲服藥引發副作用而住院的人數高達二百萬人，當中有十萬人因副作用死亡。另外，因爲副作用而產生的醫療費用約有四・八億日圓（約新台幣一億六千萬元），因副作用而死亡者則有十萬人之多。這個數字僅次於心臟病、癌症、腦中風等疾病，名列美國死因第四名。

三十億張處方箋，造成十萬人死亡，機率比中樂透高約三百倍。就樂透目前的中獎機率，已經讓民眾抱著很大的期待購買，希望一舉翻身成爲有錢人。如果

※抗炎效果：所謂的發炎，日語的解釋是「末梢血液循環障礙」。因血流突然不正常所引起的，是一種非常危急的情況。發生原因有很多，如果是吃了引發過敏的食物，全身毛細血管的空隙會在瞬間產生這種情況，無法保持正常的血壓。在短時間內消除這些異常血管的透過性，這種作用就是所謂的抗炎效果，而類固醇就具有這種神奇效果。

中獎率提高三百倍，中獎好像就變成輕而易舉的事了。

吃藥的目的不是提高人體的自癒力，只是不得不採取的對症治療，然而，很多病患吃了根本不必吃的藥，最後還因此賠上一條命，你不覺得這是很諷刺的事嗎？這就是藥物的眞相。

開藥與健檢是迷人的誘餌

有一件事希望大家銘記在心：以藥物控制身體，這種想法其實非常傲慢。十萬條寶貴生命，就是葬送在這些愚蠢醫生的手中。

藥物和健檢是最容易讓病患上鉤的手法，爲了讓病患頻繁地前往醫院或診所——這次是爲了拿藥、下次是爲了健檢、再下一次是爲了看檢查報告。病患總是在不知不覺中，又預約了下次前往醫院的時間，可惜能夠看穿醫院這項伎倆的病患少之又少。

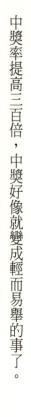

最近有些醫生開始寫部落格或舉辦講習會爭取病患，因爲要是一個不注意，手中的病患可能就被附近的醫院或診所給搶走了。如果沒有以處方箋或定期健檢爲誘餌，我想一般民衆不會如此勤於上醫院。以健檢來拉攏顧客是最有效的方法，爲了健檢和聽取健檢報告，民衆至少就要上醫院兩次；只要醫生再視健檢的結果搭配高明的話術，就有可能讓民衆成爲醫院的忠實顧客。

比方說ＣＴ*或ＭＲＩ*在某些疾病上，是非常有效的健檢方法，得使用昂貴

※ＣＴ（computed tomography的簡略）：中文譯為電腦斷層。將身體每個層面，以精確的構造影像顯現於電腦上。通常會將患者置於機器的台上，然後以這個台子為中心，從三百六十度的方向照射X光線，再將X光射線所獲得的資料以電腦來解析，得到人體軸線剖面的影像。

※ＭＲＩ（magnetic resonance imaging的簡略）：中文譯為核磁共振或磁振造影。這種機器很像ＣＴ，只是將放射線改為電磁波，藉此得到人體軸面的影像。

的機器進行健檢。但醫院既然已經砸大錢購買昂貴的機器，當然得靠它好好賺錢。爲了支付機器費用，一天得用個好幾次才行。

眞有需要才進行健檢，是再簡單不過的道理，但這樣一來醫院或診所可能就無法在激烈的競爭中生存。因爲醫生說「總之先檢查看看」、「爲了安全起見檢查看看」、「到時間該檢查了」之類的話而同意健檢的病患，一定不在少數。順帶一提，日本的CT與MRI跟藥物一樣，無論是機器數量或健檢件數，都是全球第一，而且遠遠超出標準範圍。看過下頁的圖表後，不知道大家有何感想？粗略估算一下，全球的CT和MRI有三分之一被日本買下來，在日本有這麼多CT和MRI，想必耗費的醫療費用和輻射量也相當驚人。

如果這還不叫異常，我也找不到其他詞彙可以形容了。舉例來說，有很多六十歲以上的民眾，因爲CT或MRI檢查而發現非常輕微的腦中風。而且只要提高儀器的解析度，發現率就會愈高。

如此輕微的腦中風，其實並無大礙，也不必進行藥物治療，就算治療了也沒

● 各國CT和MRI的設備率（人口以百萬人計算）

CT（台）

日本	92.6
美國	32.2
韓國	32.2
瑞士	18.2
德國	15.4
芬蘭	14.7
台灣	14.0
法國	9.8
英國	7.5

MRI（台）

日本	40.1
美國	26.6
芬蘭	14.7
瑞士	14.4
韓國	12.1
德國	7.1
台灣	5.5
法國	5.4
英國	4.7

參考資料：OECD Health Data 2007

※ CT的數量，日本是2002年、美國是2004年，其他以外的國家皆為2005年的資料。

※ MRI的數量，除了美國是2004年之外，其他國家皆為2005年的資料。

有效，但是會這樣告訴病患的醫生並不多，多數的醫生會說：「如果變成梗塞就不好了，爲了安全起見，還是吃點清血路的藥吧。」故意引起病患的擔心，讓醫療院所的「好病患」名單再添上一人，還讓病患開始吃起明明可以不用吃的藥。

在一九八〇年代初期到一九九九年的十幾年之間，有一種叫做「腦循環代謝改善藥」的假藥非常流行。這種藥標榜能改善腦梗塞、預防及治療癡呆，但其實一點效果也沒有。後來這些藥大都被厚生勞動省取消核可，四十種藥品當中有三十四種（超過八成）的藥效都被取消認定。

據說在那段期間，「腦循環代謝改善藥」狂賣了二兆日圓（約新台幣六億六千五百萬）以上，砸下大筆金錢、在過去十幾年信以爲眞、傻傻吃藥的消費者，頓時都成了被詐騙的受害人。當然，也有人因爲吃藥引發副作用而喪命。儘管如此，厚生勞動省卻沒有爲此事負起責任。日本人實在是很好欺負。

在我從事醫療諮詢的這段期間，也有人問過我：

「身體沒有任何症狀，卻一直服用相同的藥物、經常接受ＣＴ等檢查，這樣眞的沒問題嗎？」

以往大多數人對醫生提出的要求，都是全盤接受，現在總算有人產生疑問，我想**這種「聰明」，是改變這種扭曲現象的唯一方法**。

愈依賴醫生病愈難醫好

如果只是在短時間內服用藥物的話，其實不必太擔心；但要是連續服用好幾個月、甚至好幾年，的確有傷自癒力，也會對所服用的藥物產生依賴。

如果是乖乖聽話的患者，事情會更嚴重，因爲依賴醫生會降低自癒力。我前面已經說過，**疾病不是醫生治好的，而是自己好的，醫生不過是給病患一個治癒的環境，太依賴醫生的話，會讓身體失去治癒的原動力**。

當然，在某些時候還是要借助醫生的建議或幫助，服用藥物也是如此。但是生病時，醫生或藥物並非絕對，只要提高自癒力，就能靠自己的力量戰勝病魔。

如果對醫生或藥物的依賴超越了自主能力，病會愈來愈難醫好。

生病是因為你忍耐討厭的事

如果可以，從年輕時就要過著提高自癒力的生活，把長命百歲當做人生的第一目標。我接下來的話可能跟前一句話有點矛盾——其實我認爲年輕的時候，不必考慮如何提高自癒力，因爲提高自癒力的生活方式，絕非一種充滿刺激的生活方式，人應該趁年輕盡情挑戰只有當下才能辦到的事。

但是年過四十，健康情況就會出現變化，無論男女，體內環境都跟年輕時大不相同，自癒力快速降低，所以過了四十歲就該思考怎樣的生活方式才能提高自癒力，因爲生病與否可是大大左右了一個人的健康壽命。

我會在後面的篇幅爲大家介紹提高自癒力的具體方法，不過這些方法基本上都是大家早就知道的，或許很多人會在其他地方看到類似的方法，所以算不上什麼新鮮事，但這些方法一定要身體力行才有效果。老實說，光是照我講的去做，效果其實也很有限。只要聽到任何有益身體健康的事就會勇於嘗試的人，被稱爲養生一族。**出乎意外的是，很多因爲慢性疾病來找我諮詢的人，都是養生一族。**

想要提高自癒力，要注意到最能左右成效的一點，就是每個人所能負荷的壓力程度。換個說法，你是否都過著快樂又舒適的生活、想做的事都能隨心所欲去做？每天都很快樂？還是你有很多看不順眼的事？生活中要忍耐的事情太多？擔心的事很多？老是感到身體疲憊？……每個人負荷壓力的程度，其實連自己都很難察覺，特別是責任感太重的人、很會忍耐的人、想太多的人、太在意周圍眼光的人，都很容易輕忽自己承擔的壓力。

另外，大家對壓力的負荷也有很大的誤解，認爲「可以忍受的壓力都不算太嚴重」。事實上正好相反，察覺得出的壓力對身心的影響程度其實很小。爲什麼會這樣？因爲在無法忍耐的情況下，當事人一定會換個方向轉換心情，所以壓力不會持續太久。最可怕的是強迫自己去忍受壓力，久而久之習慣了這些討人厭的壓力，讓身體最重要的壓力檢測感覺，也就是「討厭」的感覺跟著麻痺。如此一來，身體就愈來愈不會有壓力太大的感覺，也不會想辦法迴避壓力，讓身心承受的傷害在不知不覺中愈來愈大。

因此，讓身體眞正接受「討厭」的感覺是非常重要的。無論是工作或人際關係，甚至我們的生活方式，都不要過度忍耐，要不時捫心自問，坦然接受自問自答的結果，盡可能降低討厭的感受，我想這對提高自癒力來說，是非常有效的方法。

年過四十要活得「任性」一點

我每天都要面對癌症病患，詳細詢問關於病患的一切。很多人到這時才想起過去有一段時間，勉強自己忍受「討厭」或「非常辛苦」的事情。當中有很多人說，或許在他們心裡認爲討厭的感覺是可恥的，而將這種感覺塵封在內心深處。

因此，能眞實感受討厭的感覺、同時改變想法和心情、減輕壓力的病患，治癒率都會明顯提升。

對討厭的事說「不」的確需要勇氣，尤其是責任感太強的的人，很容易覺得不好意思，認爲這不是成熟的大人應該有的作爲，但這種想法會造成自癒力下降。很多癌症病患或癌症生還者告訴我，「做想做的事」、「盡可能讓自己不去做討厭的事」、「不要太過忍耐」都是提高自癒力最強而有效的方法。

在癌症病患的相關資料裡，「好人」並不長命。我仔細詢問病患後發現，在很多病例中，壓力是導致癌症發生的最大原因。這些人在生活中恐怕都比較被動，想法也比較消極，對身體造成相當大的影響。

不太會說「不」的人，對周遭的人來說當然是件好事，因爲表示配合度很高。不願意表達自己的意見，就不會與周圍發生衝突，表面上看起來似乎很棒，但事實上這些人背負的壓力很大，對身心的負擔遠超過自己的想像。

基本上每個人的意見與他人本來就不會總是一致，經常壓抑自己的想法，就容易轉為慢性壓力。無法有自己的主見，最後只能被他人左右，很容易步上由他人決定的人生道路。

當然，過度的自我主張，會導致與周身的衝突不斷發生，並非良策。但持續扮演好人的角色，只會讓各種壓力累積到自己身上，嚴重危害身心健康，當然會導致自癒力下降。

對年輕人而言，有一點壓力是人生的辛香料，但這種說法不適用於四十歲以上的人。對年過四十的人來說，盡可能妥善處理生活中的壓力才是聰明的。**當身體到了開始走下坡的年紀，委屈、忍耐、堅持、努力和競爭，都會對身體產生不良作用；人情、守約、責任感和義務也會造成自癒力下降。**

隨著年紀增長，或許可以把自己想成是施壓的那一方，可以任性地以自我為中心生活。能這樣想的癌症患者，的確活得比較久；臣服於主治醫生的壓力，照單全收的癌症病患，結果都不太好。

在珍惜「討厭」這種感覺的同時，也要認真看待「想要」的心情。

非常重視「必須」這想法的人，罹患癌症的比率高得嚇人，因爲他們總是被強烈的使命感驅使。「一定要這樣！」、「非得這樣才行！」、「應該要這樣！」等等，這些句子老是出現在病患的談話中。**將「必須」的想法改變爲「想要」，就能提高自癒力，這是癌症的治癒過程中的必需步驟。**

實際上，將「必須」的想法轉變爲「想要」，通常在癌症癒後會有更明顯的改善。就算有討厭的事情，也因爲強烈的責任感和使命感而忍住，這種個性會產生慢性壓力，是很容易理解的。盡可能避免去做討厭的事，將想做的事放在第一優先，讓自己習慣這樣的思維，同時也能獲得別人的認同，是提高自癒力非常重要的一點。這麼一來，來自他人的壓力就會減少，有助於提升自己的自癒力。

這是我個人的印象，在癌症病患中，尤其是惡性淋巴腫瘤、乳癌和肺癌的病患，有很多患者都是爲他人（家人、公司、社會）而活。他們的責任感比一般人高出一倍以上、很能忍耐、完美主義，這些都是他們最大的特徵。或許他們堅信爲別人而活才是正確的生存方式，不難想像這樣的生活方式會變成慢性壓力的來源。幾乎所有案例的背後，都有符合這些條件的故事。

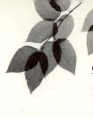

「勉強及格」的態度對身體有益

想要提高自癒力，另一個需要珍惜的感覺，就是「勉強及格」。這一點也是癌症病患和癌症存活者教我的。的確，我後面介紹的十四種提高自癒力的方法，無論哪一種，對提高自癒力都有很顯著的效果。完全無視這十四種方法的癌症病患，通常術後結果都很悲慘；但若要說認眞執行這些項目的癌症患者，術後情況都很好也不盡然。

在我創立這間醫療諮詢中心初期，我們建議許多病患應該從改善包括飲食在內的生活習慣著手，這樣的建議對某些病患來說的確是有效的，他們的淋巴球數逐漸上升，腫瘤明顯縮小，術後的改善情況非常良好。但我們同時也發現，超過半數的人並沒有顯著的改善。

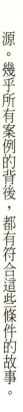

對很多病患來說，改變生活習慣的要求過於嚴苛，反而成爲一種壓力。此後我們放低了標準，建議病患每個項目只要做到六、七成即可。如此一來，我們看到幾乎所有病患都有明顯改善。

嚴格要求對某些人來說的確奏效，可惜對大多數人而言卻是徒勞無功。在我們體認到這一點後，對癌症病患的輔導方式也做了調整，建議他們只要訂定自己能力所及的標準，依照這樣的標準執行即可。

罹患癌症的人通常對任何事都抱著認眞負責的態度，是完美主義，做事一定貫徹始終，否則絕不罷手，不知道勉強及格爲何物。這樣的態度固然令人尊敬，卻也容易罹患癌症而很難治癒。

年過四十，千萬不要再跟年輕時候一樣，忍耐自己討厭做的事。對任何事都要抱著勉強及格的心態，不要要求太嚴或過分追求完美，不要太注重人情義理，也別繼續再當爛好人，不要在乎周圍的人如何看你。反而要凡事以自我爲優先，盡可能去做自己喜歡的事。

在身體力行我下面提出的建議項目之前，心中要時時刻刻記住，別再做自己討厭的事，放手去做自己想做的事，對任何事採取勉強及格的態度。如此一來，壓力就會減輕，自癒力自然也會提高。

我花了好大的篇幅告訴大家要重視「討厭」、「想要」、「勉強及格」這三種感覺。在我接觸的個案裡，包括癌症病患在內的慢性病患，將上述這三種感覺應用在生活上的人，治療效果明顯好很多。

提高自癒力，十四種習慣一半就夠

接下來，我將爲各位一一解說提高自癒力的方法，到底有哪些。請容許我再囉唆一次，在實踐這些方法前，要先學會重視上述三種感覺，才能期待效果。所有項目不必徹底執行，只要勉強及格，做到六、七成就可以了。

以下十四種方法，全都是以癌症病患（自癒力處於十分惡劣的狀態下）爲對

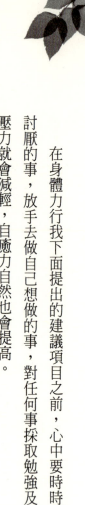

象，進行醫療諮詢後得到的資料爲基礎，所整理出最能左右癒後結果的基本方法。這些都是我們認爲提高自癒力的必要項目，實際上的確有助於淋巴球數增加、生活品質提高，以及存活率的提升。

這十四個項目是我們給癌症病患的建議。其實不只癌症病患，也適用於慢性疾病患，只要是想提高自癒力的人，都有幫助，而且只需要一點點努力和用心，任何人都可以身體力行，將這些方法運用於日常生活之中。

1. 別再把上身向前傾了

很多人平日無論或坐或站，多少都會低頭往下看，同時上身向前傾。你是不是也是這樣呢？平日很少有機會抬起頭來看看藍天，習慣低著頭。

無論是上身向前傾或低頭往下看，只看眼前的姿勢是很多現代人的特徵之一，這種姿勢會讓交感神經活躍，呼吸變急促，全身的血液循環隨之下降，讓自癒力變差。

成天坐著工作的人，除了睡眠以外的時間，幾乎都會不由自主地維持上身往前傾的姿勢。因此，要隨時注意自己的姿勢，保持抬頭挺胸，讓上身的重心往後，提高視線偶爾抬頭看天空，修正自己的不良姿勢。

2. 偶爾緩慢地深呼吸

新鮮的空氣是維持健康身體不可缺少的，偶爾要適度地運用深呼吸（腹式呼吸）來換氣。最好養成一日三十次、慢慢腹式呼吸的習慣。

深呼吸對於調整自律神經的平衡有非常大的功效，對心情也會有正面的幫助。慢慢地大口深呼吸，會讓心情平靜、身體放鬆。相反的，淺而小口的呼吸反倒會讓情緒興奮，身體也亢奮起來。

深呼吸的做法很簡單，無論坐著或站著都可以。把背打直，嘴巴輕輕張開，慢慢的吐一口長氣，這口氣愈長愈好。現在很多人都是用鼻子吸氣，這個時候盡可能讓肚子鼓起來。全身的血液和氣的循環都會變好，也能改善自律神經的平衡。務必以每天三十次以上爲目標，好好地深呼吸。

3. 堅持食材

改善飲食是提高自癒力最快，也是最容易的方法。以日式料理爲主的飲食對身體非常有益。具體而言，就是盡可能地降低脂肪和鹽分的攝取量，少吃加工食品，多吃蔬菜、水果、穀物、海藻類、菇菌類以及發酵食品。

至於食材的選擇，當季及在地尤佳。身體得靠食物提供能量來維持正常運作，因此如何調理食物、吃下什麼食物，就顯得非常重要。調理食物時，也要盡量控制白砂糖、飽和脂肪以及鹽分的用量，此外還要減少食用加工食品和外食次數。有不少人盡量不碰動物性蛋白質，但根據病患的檢查結果以及癒後的情況看來，我認爲還是要積極攝取魚類等食物才對。

不過，人不光是爲了生存才吃東西，食物選擇最重均衡。就算努力養生，一旦太過勉強就會形成一種壓力，反而讓自癒力下降。因此，**無論多養生的食物，吃起來好吃才是最基本的**。這一點只要去調查癌症病患的飲食生活，就可略知一二。嚴格進行食療的病患，癒後的情況未必非常良好，如果不是好吃、讓人想吃的食物，就不能稱得上是眞正的食物。

還有，大吃大喝非常不好。過多的卡路里會增加活性氧的產生，一旦體內有過多的活性氧，自癒力就會明顯下降。卡路里多但營養較少的食物，換言之就是養份和卡路里不相當的食物，只會造成身體營養不足，最好少吃爲妙。順道告訴大家，酒精類飲料、餅乾糖果、速食等加工食品，就是營養少、卡路里多最典型的食物。

還有，無論對身體多好的食物，老是重複地吃，反倒對身體不好。所有食物都不是百分之一百好，都有優點和缺點。最好同時攝取多種食物，讓這些食物的缺點彼此抵消，因此不偏食是最重要的。

4. 不可輕忽便祕

便祕是檢測腸內環境的重要指標。便祕一點也不可恥，該擔心的是造成便祕的飲食習慣。習慣性便祕的人可以說是消化、吸收、排泄這一連串過程出現問題。另外，壓力也是造成慣性便祕的一項原因，千萬不可掉以輕心。

其實我們可以用體重簡單檢測一下。營養和卡路里不均衡的飲食，只要持續一段時間，體重就會莫名地增加。雖然體重只是略微增加，沒什麼大不了，很多人也都不在意，但真正的問題卻在於飲食不正常，要趁著情況還不嚴重的時候盡快修正。

測量體重是最有效的方法，不過，也不用太在意ＢＭＩ值*或標準體重的數字。根據統計，稍微超出標準的人反而比較長壽（參考下頁的圖表）。

以男性而言，身高一七〇公分，體重六十七至七十五公斤；女性身高一六〇公分，體重五十至六十一公斤，是最長壽的體重，雖然從數字看來感覺似乎略

●BMI值（身體質量指數）與死亡率的關係

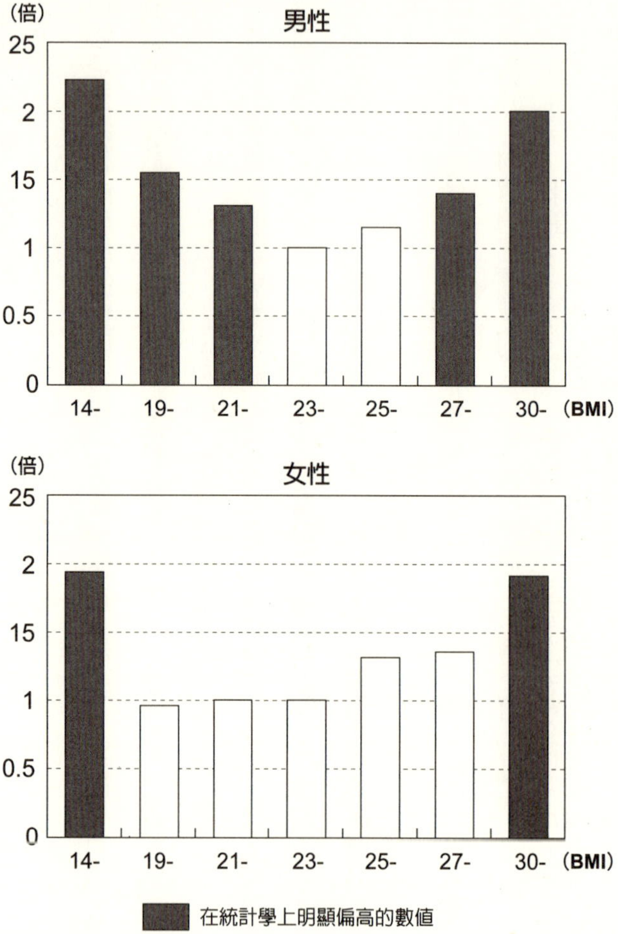

資料來源：日本厚生省研究團隊的各項人口統計研究網頁
（http://epi.ncc.go.jp/hphc/）

胖。另外，測量體重的同時，也請測量你的體脂肪。因爲從體脂肪數字，就可看出營養和卡路里的攝取是否均衡。

5. 善用基礎營養補充食品

即使懂得在飲食中留意自己所攝取的營養，但現在的食材很多都是高卡路里、低營養成分，要攝取充足的營養，恐怕很容易就攝取了過量的卡路里。這時，將新鮮的蔬菜打成汁是個不錯的方法，但是這種方式不但浪費時間，也很花

※ＢＭＩ（body mass index）：身體質量指數。公式為：ＢＭＩ＝體重（kg）÷身高（m^2），這是身體肥胖程度的指標，在國際間非常有名的計算方式。指數二十五以上屬於肥胖傾向，三十以上則是肥胖，但這樣的數字究竟有何意義？令人充滿疑問。

錢。如果考慮到經濟效益，選擇天然的營養補充食品或許是最有效的方式。

尤其只要年過四十，體內的抗酸化能力和腸道免疫力都會明顯下降，最好攝取綜合維他命、礦物質、必須脂肪酸（Omega-3）、益生菌（如乳酸菌）等營養補充食品。

大家知道嗎？其實營養補充食品（機能性食品）分成兩大類。如果把這兩種混在一起的話，解釋起來可能有點複雜，所以我大致說明一下。營養補充食品可分成基礎補充（basic supplement）和積極補充（active supplement）兩種。

基礎營養補充食品是原本就存在我們體內，或平日可以從食材中攝取到的營養成分。具體而言，可分成維他命、礦物質、纖維質、植物因子*、益生菌等幾種。這些都是人體體內維持身體機能正常運作必要的營養素。換個說法，爲了保持體內平衡，維持最佳的健康狀態*，上述營養素缺一不可。

另一方面，積極營養補充食品，功效是讓身體維持在最佳的健康狀態，預防疾病，甚至治療「未病」。市面上販售的營養補充食品大多是積極營養補充食品，如何選擇好的產品就顯得格外重要。同時，也別忘了攝取基礎營養補充食品。在美國這個營養補充食品的大國，民眾對營養補充食品都有基礎常識，認爲這兩種營養補充食品都要均衡攝取。

這些營養補充食品以純天然的最好，爲什麼我會這麼說呢？因爲這些植物因子或維他命裡面含有微量元素（大多是指植物因子），得先讓這些營養補充食品

※植物因子（phytochemicals）：又稱植物營養素，來自於植物，是一種對身體相當有益的化合物，能提高免疫系統的機能，對抗細菌或病毒，抑制發炎，對癌症或循環器官疾病的患者，也有良好的治療和抑制效果。最近，食材趨於精緻化，加工食品也不少，幾乎大多數人的體內都缺乏植物因子。這也是以癌症為首的慢性疾病成因之一，讓人感到憂心。很多植物因子都是水果或蔬菜裡的色素，是一種抗酸化物質。比方說葉黃素是玉米的黃色、茄紅素是蕃茄的紅色、胡蘿蔔素是紅蘿蔔的橘色、花青素是藍莓的青色。

※最佳健康狀態（optimum heath）：這是健康意識超強的美國，最近非常流行的健康觀念。所謂最佳健康狀態，追求的並不只是生命現象的維持，而是讓身體維持在最佳的狀態。

在體內被吸收之後，才能發揮應有的功效。

如果少了微量元素，營養補充食品就跟破壞身體功能的藥物沒有兩樣，「百害而無一益」。便利商店或電視購物裡販售的營養補充食品大都屬於「百害」，幾乎沒有任何效用，少吃爲妙。另外，健康飲料和健康零嘴也是差不多的東西，雖然還不到「百害」的程度，但確實「無一益」，不建議大家食用。

如果以價格而言，一個月份營養補充食品的花費，不要超過一千日圓（約新台幣三百多元）比較好。還有一點要提醒大家，營養補充食品光吃單一項目是不太有意義的，最好是吃含有各種營養成分的綜合維他命、礦物質。

食物下肚後，就算消化和吸收的過程都相當良好，但重要的營養素能否到達各組織呢？若無法迅速回收老廢物質，仍是毫無意義的。另外，從體外攝取的物質和其他物質合成、產生能量，這樣的反應稱爲代謝，在這樣的過程中，防止身體酸化的抗酸化物質，是否能運送至身體的各組織、並與體內的活性氧（自由基）產生中和作用是很重要的。在代謝過程中損壞的機能，或是在排除異物時受損的免疫機能，要能每天修復。因此，我們必須有良好的血液循環。

6. 有空就來按摩手指

自律神經是與意識無關的神經，按摩手指能幫助我們透過自己的意志，調整自律神經的平衡和律動，具有控制循環、消化、代謝、調節體溫和生殖等身體機能的作用，因此，活化自律神經，也是必須注意的一環。在自律神經中，緊張所導致的壓力會讓交感神經過於活躍，在夜間或放鬆的時候，則是副交感神經會較活躍。這兩者適時地交替，才能讓身體機能保持在最佳狀態，因此神經的律動或平衡是否正常，對身體健康來說非常重要。

手指按摩的做法很簡單，以一隻手的拇指和食指，稍微用力地按壓每根手指頭（最好腳指甲也要）的指甲生長地方。按壓的力道最好是能感到有點疼痛，時間約在十秒左右，每天最好按個十次左右。

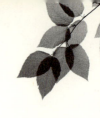

7. 順便刺激穴道

我們全身有三百六十多個穴道，在這麼多的穴道中，頭部穴道之一的百會穴是中心穴道。據說適度刺激百會穴和四周的四神聰*，對自律神經的平衡會有幫助，也有助於提高身體的「氣」，因此最近突然流行起來。實際上，刺激穴道還會分泌出和嗎啡同樣具有止痛、鎮靜效果的賀爾蒙內啡呔，讓副交感神經活躍，增加淋巴球數，提高自癒力。

馬拉松等運動員一旦長時間進行，心情就會愉悅起來，也就是產生所謂的跑者愉悅感（runners high），據說就是內啡呔分泌時產生的感覺。在進行性行為時，人體所分泌的β內啡呔，也是內啡呔的一種。

8. 養成洗冷熱水澡的習慣

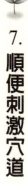

用溫熱的水泡澡，搭配較涼的水淋浴淋浴，重複三到四次，是最好的洗澡方式。洗冷水澡時，如果可以泡在浴缸裡是最好的，但以淋浴的方式也沒關係。先從自己能適應的水溫開始，習慣之後再慢慢降低溫度會比較好。

從熱水澡開始，以冷水澡結束，這樣的洗澡方式，可以讓自律神經恢復平衡，也會有效改善全身的血液循環，淋巴球數量也會增加。

四十七歲的男子Q先生是一位大學職員，每次見到他總在打噴嚏、鼻水流個不停，感覺一年四季都在感冒，身體狀況似乎很糟。我建議Q先生以上述方式洗澡，結果成效很好。改變了洗澡習慣後，他再也沒有發燒，連便祕的宿疾也不見了，身體變得非常健康。

※百會穴、四神聰：皆為頭部穴道（經穴）。刺激這兩個穴道，也助於自律神經恢復平衡，最近備受矚目。百會穴在頭頂，四神聰在百會穴的前後左右，距離約一個拇指寬度的地方。

9. 促進血液循環的「小腿肚按摩」

我們的小腿肚總是積存著大量血液，如何將積存的血液送回心臟，就要靠按摩小腿肚。全身的血液量約五千至六千CC，但心臟的容量只有五十至六十CC。因此，就算對心臟加壓，也無助於改善全身的血流。要改善全身的血流，要將積存於全身的血液，一口氣送回心臟才有效。

方法其實很簡單，一天只要花十到二十分鐘，從阿基里斯腱附近開始，朝膝蓋方向慢慢按摩，在洗完澡小腿的肌肉放鬆時按摩最有效。

10. 易筋功很簡單！

易筋功是以小周天氣功的理念爲中心，綜合少林武功和太極拳，是一種任何人都可以鍛鍊身體的簡單手法。據說對「顯著提高自癒力」（鍛鍊身體機能）、

「早日從癌症治療中恢復」（提高免疫力）、「改善肩膀痠痛、頭痛、腰痛膝痛、視力衰退、耳鳴」等很有效。易筋功同時也是能在短時間內改善全身血液循環的有效方法。

三十八歲的醫生R先生，一直爲頭痛和肩膀痠痛所苦。甚至因爲這樣讓他無法持續看診，他求助於許多醫療機構，始終成效不彰。後來他抱著死馬當活馬醫的心態，開始練起易筋功，練了兩個禮拜，每天從不間斷，惱人的頭痛和肩膀痠痛竟然消失了，就連幫R先生看診的醫生都相當驚訝。

11. 每天至少走六千步

吃和動是人最基本的生理活動。如果不適度活動身體，自癒力會明顯下降。人每天要走六千步，大約花一個小時左右的時間走路是必要的。俗話說：「人會走路就死不了。」的確是一句至理名言。

但我不建議進行激烈運動。雖然沒有正式的報告，但運動員的壽命並不如想

易筋功

★ 站著、坐著都可以
★ 一天一次（最好是在就寢前）

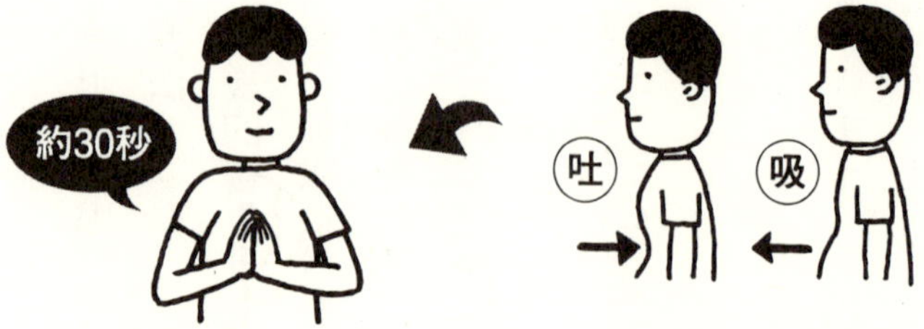

1. 慢慢地深呼吸（腹式呼吸），在吐氣的時候要尤其用力

2. 將雙手在胸前合十，兩掌相互摩擦直到掌心溫熱為止

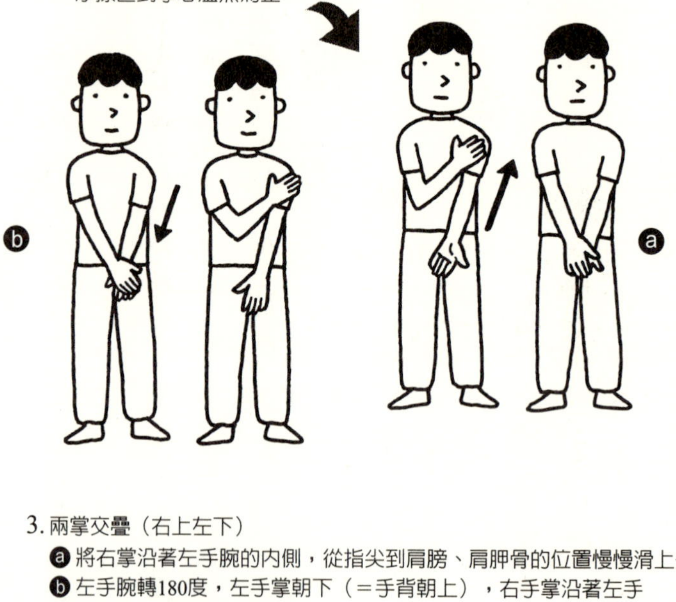

3. 兩掌交疊（右上左下）
   ⓐ 將右掌沿著左手腕的內側，從指尖到肩膀、肩胛骨的位置慢慢滑上去
   ⓑ 左手腕轉180度，左手掌朝下（＝手背朝上），右手掌沿著左手腕外側，慢慢的回到指尖
4. 重複 ⓐ ⓑ 兩個動作，左右手輪流

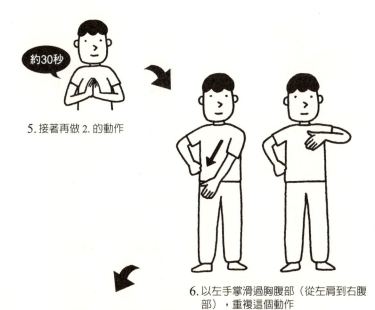

5. 接著再做 2. 的動作

6. 以左手掌滑過胸腹部（從左肩到右腹部），重複這個動作

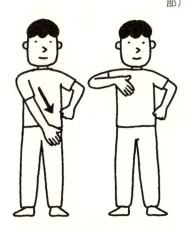

7. 以右手掌滑過胸腹部（從右肩到左腹部）。重複這個動作

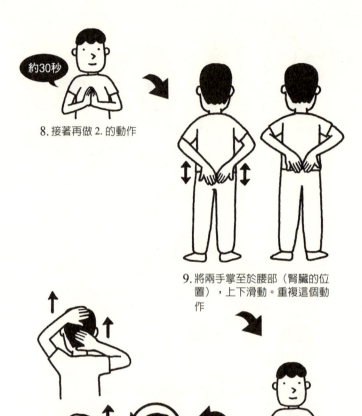

8. 接著再做 2. 的動作

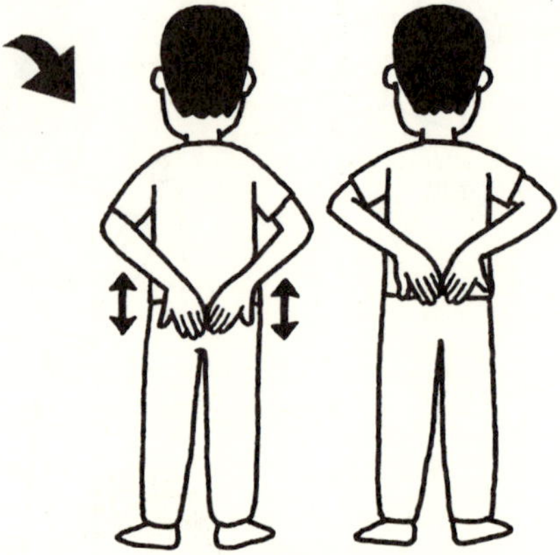

9. 將兩手掌至於腰部（腎臟的位置），上下滑動。重複這個動作

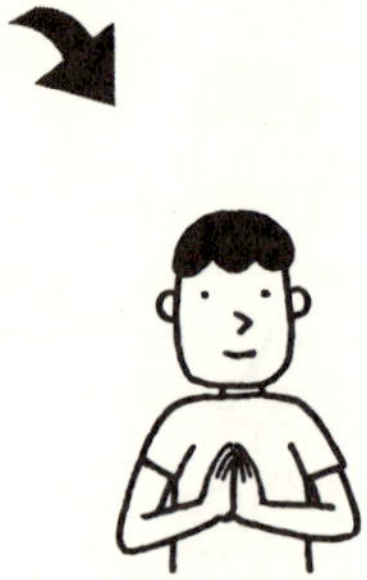

10. 然後再做 ② 的動作

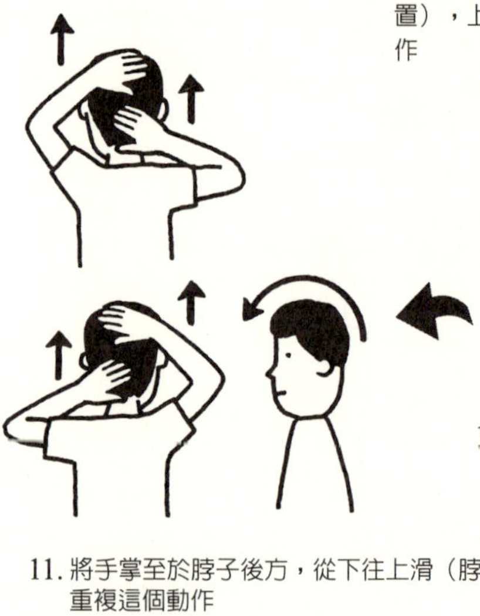

11. 將手掌至於脖子後方，從下往上滑（脖子後方→頭頂→額頭），重複這個動作

12. 慢慢的深呼吸（腹式呼吸）

可以適度的追加以下動作

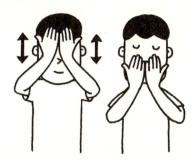

- 以雙掌在臉上滑動（將雙掌從額頭往下顎的方向）
→這個動作對頭痛和眼睛疲勞或視力模糊格外有效

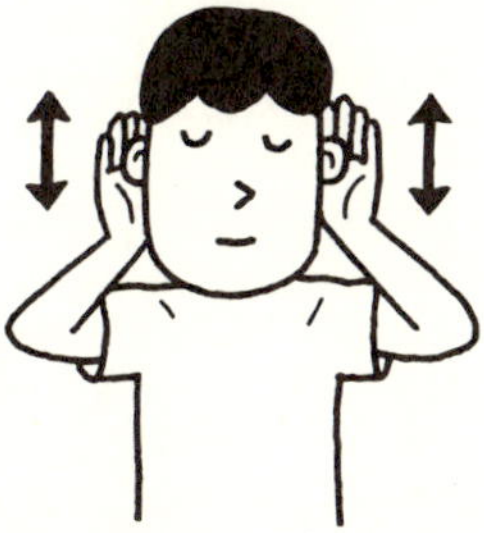

- 以雙掌在耳後滑動
→這個動作對於耳鳴、重聽和頭暈格外有效

重點

- 雙掌在滑動時要出力
- 當動作由下往上時，背部要出力
- 當動作由上往下時，腹部要出力
- 滑動的時間稍微縮短也無所謂，但最少要持續30秒

※ 上網（http://www.e-comment.jp/kikou/）可以看到動畫

像中的長。尤其超過四十歲之後從事激烈運動，據說體內產生的活性氧會對人體造成不良影響；另外，非得分出勝負的運動，最好也盡量避免。可以一個人悠悠哉哉從事的運動是最恰當的，比方說步行（健走）、游泳，或輕微的有氧運動等，最好能持之以恆。最近很流行的伸展運動，據說能強化肺部氣體通道的結合組織，因此備受注目。

三十四歲的S先生釀酒廠的第二代，脾氣很好。他是個美食家，身高一百七十公分，體重卻有九十公斤重。S先生在接受健康檢查時，被告知有高血壓和糖尿病，於是來找我諮詢。

因爲他不想吃藥，我建議他在可以忍受的範圍內改正他的飲食習慣，一天花一個小時聽自己愛聽的音樂，同時一邊欣賞夜景，在河堤邊散步。

「只花一個小時會有多大的效果？」

一開始他對我的建議半信半疑。半年後，S先生的體重降到六十多公斤，當然血壓與血糖値也都回到正常範圍，最棒的是他變得非常受女性歡迎。或許是因爲這樣，他立刻和女友閃電結婚。

「只花一個小時會有多大的效果？」沒有人敢打包票，但我想是「只花一個小時」的念頭，徹底改變了他的生活習慣和想法。

12. 睡足七個小時

「睡覺不過是休息罷了。」

有這樣想法的人，眞是天大的誤解。人體的自癒力就是在睡眠時徹底修復和強化，若是睡眠不足，尤其是慢性的睡眠不足，自癒力就會明顯下降（請參照下頁的圖表）。最好睡足七個小時，適當的睡眠時間多少會因人而異。雖然未必一定要睡滿七個小時，但如果隔天上午就感覺昏昏欲睡，就代表你睡眠不足。

● 睡眠時間與死亡風險

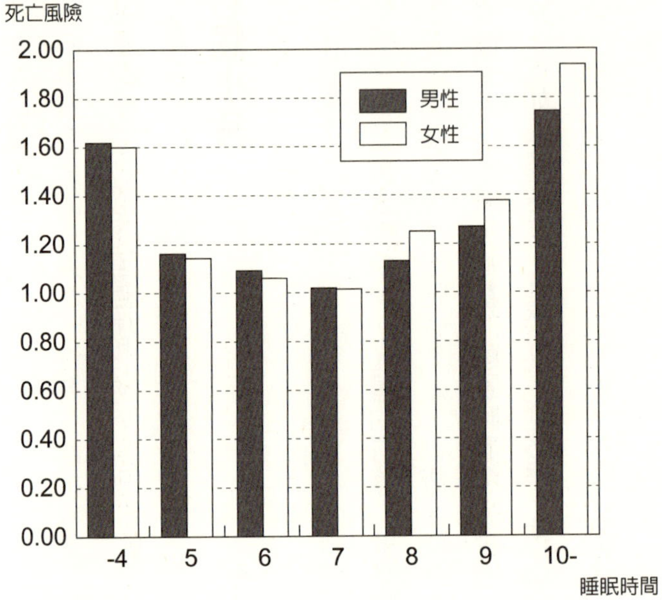

出處：玉腰曉子研究班論文（Sleep 27卷，51-51頁，2004年）

13. 出國旅行和閱讀

海外旅行和閱讀能有助於提高自癒力、增加淋巴球數量，這是針對癌症病患癒後的追蹤調查所獲得的結果。

無論是海外旅行或閱讀，都是在短時間內轉換時空、改變價値觀的好方法。人因爲旅遊或閱讀所受到感動和文化衝擊，將會改變一個人的想法和生活方式，而且感受愈強烈，淋巴球數也會跟著增加。換言之，我認爲也有助於提高自癒力。因此我建議癌症病患、慢性病患和壓力大的人，要多閱讀和出國旅遊。

五十歲的T先生是我的朋友，他在中小企業負責出納工作，是個一板一眼又很頑固的上班族。因爲他工作認眞，公司營運狀況非常好，「沒有時間」也成了他的口頭禪。當然，別說出國旅遊，他幾乎沒有休息時間，每天只知努力工作。多年前，他被診斷出高血壓和糖尿病，他也聽從醫生的建議，每天準時服藥（降血壓和降血糖藥）。

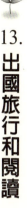

就在那時候，我剛好要去中國出差，強拉著他和我一起去，在與日本截然不同的環境和價值觀下度過一個禮拜。他究竟感受到什麼，其實我並不清楚，但回國之後，T先生和以往有明顯的不同。雖然他每天還是很忙碌，但以往老掛在嘴上的那句「沒時間」，慢慢地很少再聽他提起了。在那之後他又出國好幾次，高血壓和糖尿病的藥，他也慢慢地不吃了。

我還要再提U小姐的例子。U小姐是一位個性溫厚又知性的公司負責人，但罹患了任何人一眼就能看出來的過敏性皮膚炎，這也讓她煩惱不已。U小姐也是一位專注於工作的人，很少出去玩樂。在一次因緣際會下，她爲了皮膚炎來找我諮詢。當時我建議她出國旅行散心，但她顯然興趣缺缺。

後來在她朋友的勸誘下去了一趟峇里島。拜這趟旅行之賜，讓她後來又陸續去了峇里島好幾次，完全受到峇里島的吸引。有一天，U小姐突然發現，過去二十多年來一直困擾她的過敏性溼疹出現了很明顯的改善，外人幾乎已經看不出來了。當然，她也開心地向類固醇說再見。

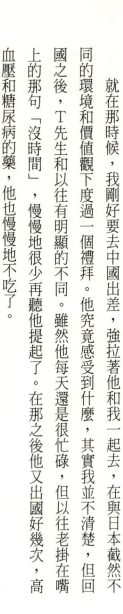

像這樣羅患慢性疾病的患者，其實都是心病造成，或是背負了沉重的壓力，但我想本人是很難察覺的。而難以察覺的部分，往往因爲價値觀的變化而顯現出來。我推測這是因爲具有動能的內心變化，改變了身體環境。

不管怎麼說，海外旅行和閱讀，帶領我們暫時前往另一個時空旅遊，所產生的正向能量會影響我們的身心。這是一個提高自癒力非常有效的方法，怎麼能不善加利用呢？

14. 控制藥物攝取量

喜歡吃藥的日本人多到讓人意外，但所有的藥都是有毒的，這是一個非常重要的觀念，讓我不得不在此再重複一次。即使用藥的優點勝過有毒這個事實，也必須將服藥的時間縮到最短。當然人一定有非吃藥不可的時候，不過一旦不需服用，就要立刻停止。事實上，需要經常服藥的狀況實在少之又少，今後也請大家避免長期服藥。

提高自癒力的具體方式，我就介紹到此。

就算這十四個方法有助於提高自癒力，但如果抱著勉強自己的心情去做，恐怕效果也不會非常顯著，這一點請多加留意。身體在被管控的狀態下，會產生多大的壓力，前文已經詳述過。因此，一定要自身感受到這些方法帶來的優點，確實進行，這是非常重要的。

第5章
這樣「看」醫生才好得快

接下來的部分，我想談談該如何和醫生相處。要是勸大家「不要自找麻煩」或許有點過分，但如果可以一輩子不看醫生，眞是人生最棒的一件事，可惜在現實生活中，人總是有非得求助醫生的時候。

不可以把自己當成生病的人

請大家不要誤解我的意思，這個標題並不是要大家不要看醫生。我指的是看診時應該抱持的心態——千萬不要把自己當成病患，降低了自己的身分。

要是大家都太老實，把自己當成病患，可說是正中醫生下懷，因爲這樣醫生在跟病患接觸時，就能安心扮演醫生的角色，從此之後，醫生處於強勢、病患處於弱勢的局勢就再也無法扭轉。

雖然現在有所謂的醫療諮詢服務同意書、病患權利書、二次鑑定等制度，但強勢的一方終究是醫生，前述制度不過是強者僞裝的手段。醫生和病患雙方立場確立之後，醫生就會擺出專家的架子，接下來的治療過程就會在醫生的主導下進行，這種方式也是醫生最習慣的形式。

在對方的地盤與對方開戰，其實是非常不利的，我想在醫療現場也是這樣。與醫生接觸時，要是你處於病患的立場，對你自己是不利的。理想的方式是以朋友的身分，如果辦不到，至少也要用顧客的身分。如果不這麼做，就無法獲得真正的醫療服務。

因此「醫生大人」、「請您幫我看病」、「請您幫我醫治」、「請開處方給我」、「拜託您了」，這些話就省省吧。

你才是自己的主治醫生

你才是你生命的主人，自己的生命當然要自己負責。這話當然並不是要大家別去看醫生，凡事都自己處置。我想人生在世，有很多時候必須善用醫生，到醫療院所接受儀器的檢測，有時也是必要的。但我認爲做最後決定的人應該是自己，不可以把一切都交給醫生判斷。

就拿買賣房屋來比喻，不會有人把一切事務都交給房屋仲介去打理。無論是房屋地點、土地、建築物和價格等，都得先收集資訊，取得一定程度的知識，再去找房地產專家或朋友商量，綜合各方建議和自己的想法。就算不是這方面的專家，最後決定購買物件的人還是自己。不光是買房子，在購買重要物品，或對人生做出重大決定時，都可能會得到許多他人的建議，但最後做決定的人還是你自己。

無論吃藥或打針，都是人生大事，因爲一個不小心就有可能喪命。這種大事竟然交給和自己毫不相干的人，天底下能有這麼愚蠢的事嗎？假設你因此送命，醫生卻還活得好好的，對醫生來說，頂多也只是某段時間在惡夢中驚醒罷了。

用常識就能做判斷

無知會縮短壽命。

再拿買賣房屋爲例，如果沒有基本知識、沒收集相關資訊，是不可以直接找上房屋仲介的。至少要具備某種程度的知識，能向對方提出問題，才有辦法跟仲介接觸。面對攸關自己性命的大事，每個人都要知道生病、健康或身心的相關知識，這可是保護性命的必要條件。如果對這些事情毫不關心，其實就等同於放棄健康。如果以剛剛購屋的例子，這樣的人根本沒資格買房子。

但是，並非收集愈多資訊就愈好，我們還要擁有取捨或選擇資訊的能力，因此科學的驗證或理論的思考方式都是必要的。如果覺得這些科學或理論的字眼很艱澀難懂，或許也可以簡單地說，就是以自然的想法或正向的思考來面對。

首先，以自己的頭腦來判斷是很重要的，尤其是日本人，往往過於依賴他人。你不能對電視、朋友或坊間傳言全盤接受，取得資訊之後要仔細思考。別人不可能替你著想，他們只會顧及自身的利益。

前面提到肥胖症時，我也曾經講過，每當有新的減肥法出現，就不時可以聽見「前所未見的驚人減肥法」這類廣告詞，或許是眞的，但眞實性到底有多少呢？這就是我們要思考的。從過去到現在，各式各樣的減肥法多如天上流星，不斷出現又消失，爲什麼到現在都沒有眞正有效的減肥法問世呢？又爲什麼這次出現的新減肥法一定是最棒的呢？減肥法多如流星，這就是沒有一種是眞正有效的鐵證。

還有，「只有這裡才有這種好處」這句話也經常可以聽到，然而，因爲幾句好聽說詞就上鉤的人，多到實在讓我感到訝異。但你得先思考一下，這麼好康的事在你身上發生的機率，究竟有多少？這道理就和在賽馬場上兜售明牌是一樣的，如果那個人當眞料事如神，這時就會出現兩個相互矛盾的理由：

第一、爲什麼這位兜售明牌的人會出現在你眼前？

第二、若他眞能神準猜中，照理說他應該已經是個有錢人，何必再靠兜售明牌維生呢？

第三、若是這麼容易猜中的話，賭金的賠率應該會調整，到手的獎金恐怕也只有一點點而已吧？

再回到醫病關係的話題，如果我們看了醫生，醫生也開了處方，我們爲什麼需要吃藥呢？其根據（evidence＊）是什麼？藥物的效果和副作用又是什麼？因爲副作用而喪命的機率又有多高？有沒有其他方法？如果不吃藥會怎樣？這個藥必須吃多久？成本是什麼？能否根治？眞能達到對症下藥的效果嗎？如果是醫生自己會不會吃藥？這些問題都是最基本的。在我從事醫療諮詢這麼長的時間以來，

※evidence：實證、證據的意思，在醫學上，意指某種治療法用於某種疾病或症狀上的治療效果，並且以正當的證據或檢證結果來佐證（這樣的用法也可以稱上是實證）。是否有實證也成為選擇該項治療法的必要條件。但由於每個人先天體質上都有差異，如果將這些差異納入思考的話，實證或許就不是那麼準確了。為什麼會這樣？因為「實證」是以「大家都是一樣」為前提，歸根究柢，或許醫學本身並不科學。

最令我感到意外的是，居然有很多人連自己服用的藥物名稱是什麼都不知道！

爲什麼會這樣呢？藥物是具有毒性的，一定會有副作用，甚至有喪命的可能。醫生要你吃藥，卻什麼問題也不問、只乖乖回答好的人，我實在很難理解這些人的想法。這就像連對方長相、性格和年齡都不知道，就要跟對方結婚一樣，這種人生宛如一場賭注。

私下問才聽得到實話

我試著爲醫院重新定義角色，我認爲醫院可以稱得上是「醫生和病患合作演戲的舞台」。演戲終究是演戲，不管演技多逼眞，還是不是現實人生。因此，與醫院維持最低限度的來往才是最聰明的，沒必要一直住院或經常去醫院看病。

我認爲與醫生來往的場合，最好在醫院以外，因爲這樣你和醫生的關係才能維持在人對人的對等立場，你才能聽見醫生的眞正想法，而不是社交辭令。換一個比較極端的說法，只在醫院和醫生見面，對大家並沒有任何好處。我希望大家知道醫生也可以跟病患建立醫病以外的關係，與醫生見面的場所，也不要執著在醫院這個舞台。

設法交到醫生朋友

想要提高自癒力，身邊若有一個能給你真誠建議的醫生是很重要的。但就如同上述提及的，在醫病關係裡，病患其實很難聽見醫生的真心話。

在醫療現場，大部分醫生都是以既定的醫療原則與程序看診，短短的三分鐘看診時間，很難和醫生變成好朋友，因此最好在私底下發現身邊有沒有好醫生在。如何分辨醫生的好壞？其實只要讓對方看了這本書就知道了。有良心的醫生應該會贊同本書的內容。

在醫療現場的諮詢中，常會遇到下面的情況。

主治醫生說：「你一定要準時吃藥。」病患聽到這句話，詢問了醫生友人，結果朋友告訴他：「這種藥效果的確很棒，但持續服用的話，致癌的可能性很高，其實我不建議你吃。**因爲你是私底下問我，我才老實說的。**」

這兩位醫生都是某國立大學醫院的教授。我多麼希望這樣的回答，不是只有私底下才能聽見。面對這樣的情況，通常我都會告訴對方：

「朋友的建議絕對比醫生的建議來得可信。」

大多數時候還眞是如此。

醫生也是人，面對朋友總是最能說出心裡的話，這是好醫生的特徵。但是，大學教授、大醫院院長或部長，基於職務的立場或許不太會說出眞心話。在公開場合的發言反而顯得刻板且不近人情。因此如果可以的話，最好盡快認識值得私下建立交情的好醫生。

好醫生應該具備的條件

要在私底下找到肯說眞話的醫生並不容易，所以在交到醫生朋友前，若能把醫生視爲專家，善加利用也是不錯的，但記住不要太依賴醫生，免得適得其反。

在我與癌症病患接觸的過程中，過度信賴醫生的病患往往很早就過世，我對這種結果感到不可思議。也許現在醫生素質變差了也是原因之一，但要是病患本身缺乏自立自主的精神，自癒力是不會提高的。

另外，在善用醫生時，大家要留意以下兩點：

第一、那位醫生是否會正確判別疾病的輕重緩急？

第二、能否正確判讀健康檢查報告？

如果這兩點都沒問題的話，剩下的就是枝微末節，不必太在意。

我在第一點把疾病的分類，以疾病的輕重緩急來取代。**能正確分類疾病，是醫生最重要的使命**。到底病患需不需要治療？如果需要治療的話，是要介紹給其他科的專門醫生、還是自己就可以解決？在短短的問診時間內對這些問題做出決定，考驗醫生的能力。如果醫生判定病患屬於第一類疾病，那麼和醫生的接觸，基本上就到此爲止。

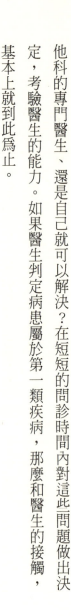

「健康」檢查？

接下來，我們來思考健康檢查的方式。如果只是盲目地接受健檢，其實沒有太大的意義。假定自己可能罹患某種疾病，有目的地接受檢查，這才是聰明的做法。所謂有目的的檢查，很多時候都是針對癌症。我認爲年過四十以後，最好每年接受一次健康檢查。社會上關於健康檢查有許多不同的看法，有人認爲就算檢查了也沒有意義，但就癌症病患的紀錄看來，健康檢查是十分有用的。

或許我的說法有點直接，但在我看來，**除了癌症，其他疾病並沒有所謂發現得太晚的問題**。因此，對於早期發現這一點，也就不必太在意了。在接受健康檢查時，還是要以某種癌症爲目的進行檢查，才是正確的。

而面對健康檢查的態度，包括以下兩點：

第一、健康檢查絕對不是萬能，千萬不能認爲「健檢報告沒問題，就不必擔心」，頂多只能把健檢報告視爲一種參考。

第二、健康檢查不過是早期發現的手段之一，而非預防疾病的方法。善用健康檢查是有用的，但更重要的是提高自癒力。

看診不要太客氣

多數醫生對厚臉皮的病患通常比較難招架，因此看診時，你不必太客氣。最好能積極與醫生交談或發問，這麼做對病患是有幫助的。在我接觸了這麼多癌症病患之後，這種感受尤其強烈。**想法很自我中心、又有點厚臉皮的人，通常癒後的情況都非常良好。**

我每天都要面對癌症病患，進行醫療諮詢，通常癌症病患可分成兩種。第一種病患非常謙虛又客氣，不太會主動提問。第二種病患則是不斷提出問題。如果站在醫生的立場，當然會認爲第一種病患最好處理，但就結果而言，這種病患癒後情況都不太好。另一類態度固執、不斷發問的病患，老實說偶爾會讓我感到厭煩，但因爲彼此溝通良好，治癒率往往因此提高。

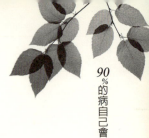

或許積極面對的態度，對治療有加分的作用。但醫生在病患積極的提問下比較會主動提供相關資訊，也是不爭的事實。再者，醫生通常也會對這種強勢病患投以較多的關愛眼神。

你認真醫生才會認真

有些人看病時是不做筆記的，我對這樣的做法感到懷疑。對於攸關性命如此重要的事情，怎麼可以雙手空空前來？簡直太過草率！會讓醫生想爲病患治病的心涼了一截。

這一點不光是我，其他醫生也會這麼想吧。病患態度積極，醫生會認眞看待，第一次看診就會有相乘的效果。看診時做筆記或攜帶錄音器材，重點不光是要記錄從醫生那裡獲得的重要資訊，而是要能鉅細靡遺地掌握相關資訊，這些資訊在尋求第二意見時，是非常有效的。

病患在看診時展現出認眞的態度，更會促使醫生發揮眞本領。

治療方法要定期檢討

現在所接受的治療是什麼樣的治療？

會有什麼樣的效果？

有何種程度的副作用（缺點）？

我想這是每位病患都應該要知道的事。

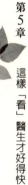

當然大多數醫生，都是傾盡全力爲病患治病，但不可否認的，還是會發生某種程度的失誤。另外，一位醫生通常是很多位病患的主治醫生，很難完全記住每位病患的情況，因此如果把一切責任都交給醫生，其實風險是很大的。根據我從事醫療諮詢的經驗，有很多案例就是因爲醫生沒有即時發現單純的失誤，進而造成病情惡化，這實在讓人感到惋惜。但我不得不說，這就是日本醫療的現況。

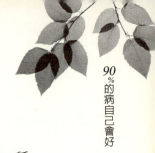

具體而言，在掌握自己的病情以及治療內容的同時，也要營造定期檢討治療方法的機會。比方說服用醫生所開的藥，如果老是吃同一種藥就會是個問題。病況應該會隨時間有所變化，使用的藥物當然也要跟著改變。慢性病患往往都是吃著相同的藥，接受相同的治療方式。嚴格來說，這樣的情況不應該發生，但病患卻默許這樣的情形持續存在。我認爲，病患自己偶爾要敦促醫生，重新審視治療內容。

不必給醫生紅包

前來找我諮詢的病患中，偶爾會有某些病患欲言又止地問我：

「我不知道該不該問您這樣的問題，但周圍有人這麼做……不知道該包多少紅包給醫生才好？可以請您告訴我大概的數字嗎？」

我的回答通常是：

「不需要介意這種事，你還是專心治病比較重要。」

「不需要包紅包給醫生。」

「醫院候診室裡也張貼了公告，希望病患不要送紅包給醫生。如果一定要表示謝意的話，等出院的時候，送一份二、三千日圓左右的禮物就行了。」

最近在大部分的醫院裡，都可以看到印著「請不要包紅包」的告示，簡直就像動物園裡「請不要餵食動物」的看板，非常引人注目，可見送醫生紅包這個陋習，至今仍未改善。

日本一直到昭和三十年代（一九五五至一九六四年）爲止，醫療費用都沒有公定價格，全看個人意願，病患根據每個人的收入支付醫藥費，因此會有病患送紅包給醫生。或許這個送禮的習慣保留了病患對醫生的感恩之情，但並非很好的風氣。

我在這裡所說的送紅包，指的是在進行手術以前，偷偷塞給主治醫生或執刀醫生一筆錢。如果是在出院時爲了表達個人謝意，送給照顧的護士或主治醫生禮物，我認爲這也合情合理，沒有太大的問題。這樣的謝禮大可光明正大地送給醫護人員，可以稱爲名正言順的謝禮。相較於前者，紅包常常得在私底下偷偷摸摸地給，屬於偷偷摸摸的謝禮。接下來我要告訴大家，我不喜歡偷偷摸摸的謝禮，有以下幾個理由。

最大的理由是送紅包會在醫病之間製造很大的藩籬。請大家先想想自己是怎麼和朋友相處的？假設你請朋友幫忙，會給朋友一筆錢當謝禮嗎？我想沒有人會這麼做吧？而是選一份朋友應該會喜歡的禮物送他。如果是朋友求助於你，我想情況也相同。無論是送禮的一方或收禮的一方，這樣的做法都非常自然。如此一來，會讓朋友之間的關係更圓滑、感情更好。

我這樣解釋，相信大家應該都懂了。如果你送紅包給醫生，表示你對醫生很見外，而且是以直接了當的方式告訴他。收下紅包的醫生，從此以後和你的醫病關係，肯定是非常冷淡。

我想每位病患心裡，多少都有希望受到特別照顧的心態。如果大家都送紅包而自己不送，免不了會擔心自己得不到合理的對待。但是這樣的謝禮其實是不需要的，而且沒什麼意義，甚至是一種負面效果。

一位認眞的醫生是不會收禮的。在拒絕病患的同時，反而會出現一種不愉快的情緒。有些醫生會認爲病患把自己視爲是可用金錢左右的人，傷了醫生的自尊心。如果是我的話，我可能會認爲「一定是周遭的人這麼說，才讓病患這麼做」。對某些醫生而言，收下病患送的紅包反而會造成壓力。當然也有些名醫對病患送紅包，一點都不覺得奇怪，反而收得心安理得。不管怎麼說，送禮給醫生，絕對不會加深病人和醫生之間的關係。反而會讓醫生拒你於千里之外。

事實上，假如醫生眞的收下病患的紅包，也不會因此在診療時對病患的情況斟酌再三。當然，病患沒送禮的話醫生也不會隨便看診。或許眞的有極少數醫生會因爲病患是否送禮或紅包金額多寡，影響他對待病患的態度。如果眞有這種情況發生，請告訴我，讓我揪出這種醫界敗類。

話題有點扯遠了，其實醫生有百百種，剛畢業的菜鳥醫生和經驗豐富的資深醫生本來就有差別，每個醫生的資質或能力也有不同，但每個人都想找好醫生看病。基於病患有這樣的想法，我認爲，應該要建構醫生的評鑑制度，由病患與醫生來進行評鑑，並將評鑑結果公諸於世，而依據醫生的評價結果，將看診的費用分成數個等級。我認爲確實有必要考慮採取這樣的做法。

回到之前的話題，對醫生而言，病患送他紅包，倒不如彼此維持朋友般的關係，反而會讓醫生易於治療，提高病人的自癒能力。就這些點看來，不送紅包給醫生，對醫生和病患都有很大的好處。

請把醫生當成平常人

在這裡，我問大家一個問題。大家認爲醫生以什麼樣的人居多呢？老實說，到目前爲止，我問過很多人同樣的問題。結果，姑且不論好或不好，很多人都認爲醫生和自己是屬於完全不同類型的人。老實說，這眞是個天大的誤解。

爲什麼我會問這個問題呢？因爲大家愈是把醫生視爲特殊人物，就愈難聽到醫生最眞誠的建議，對治療反而一點幫助也沒有。因爲大家愈把醫生視爲特殊人物，他就愈得扮演好醫生的角色。換言之，醫生扮演的是「絕對不會成爲病患的醫生」，使得醫生必須以客觀角度看待病患，反而陷入了「自己絕對不會是病患」的錯覺當中。這種「醫生的僞裝」，也成爲一種常態。

但事實上並非如此。醫生也有可能成爲病患，事實上，醫生並沒有特別長壽。就因爲某些人說「醫生是神聖的職務」，而招致衆人的誤解。職業當然不分貴賤，但這世上沒有所謂神聖的職務，醫生也並非全是優秀的人才。

很多醫生，包括我自己在內，**脫下白袍是一位謹慎的人，穿上白袍（象徵權威）則常會引以為傲**。我認為這一點不光是醫生，其他職業也是一樣。

不要反抗、不要服從

俗話說「愚蠢的人不值得害怕，但有權力（學問）的愚蠢是最教人害怕的。」事實上也的確是如此。因此，最好的辦法就是「不要反抗、不要服從」。這一點對醫生也適用。

如果可以遇到醫術優秀、人品又好的醫生，實在是件幸運的事，但機率就像中樂透那麼低；不是所有醫生都有好品格，有些醫生腦袋硬得跟石頭一樣，讓人難以招架。不過，對於這樣的醫生，一味跟他吵架是沒有用的。

只要想辦法從醫生那裡獲得有用的資訊，適度地奉承醫生，善用醫生的資訊，這才是上上之策。換言之，以高明的手段與醫生相處，對你來說才是最重要的事。

第6章
一起終結喜劇疾病

我們的醫療費用都用到哪裡去了？

如同大家所知，現在日本政府正在努力控管醫療費用。但仔細想想，這實在不是一項明智的政策，放任這麼多肥羊病患不管，就算成功壓制了醫療費用，醫療體系反而會愈來愈糟。

爲什麼我會這麼說呢？

一味抑制醫療費用、刪減醫生的看診費，結果會變得如何呢？表面上醫生無法反抗，也不會公開和政府作對，但醫生畢竟不是笨蛋，山不轉路轉，醫生會不斷開發新病患，想盡各種辦法留住手上的肥羊病患。結果，不光是助長醫療費用的過度浪費，本來應該要全力治療的病患，反而愈來愈得不到該有的重視。

其實政府想要壓制醫療費用的理由相當薄弱，和其他先進國家相比，日本醫療費用占GDP的比率非常低，這是全球都知道的事實。醫生人數很少、醫療費用被嚴重壓低，就是日本現在的醫療現況。

● 各國醫療費用占GDP的比率

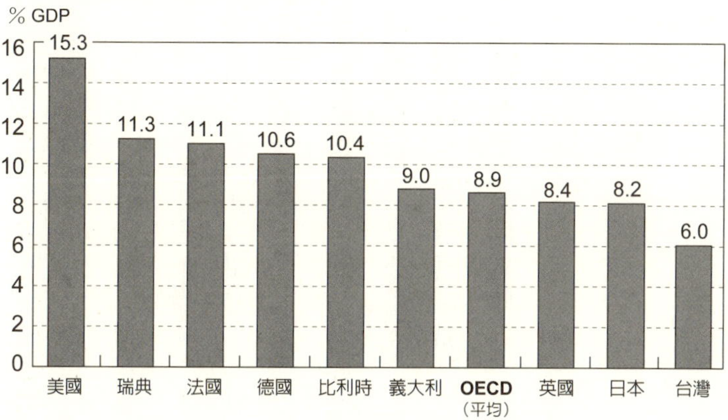

資料來源：OECD Health Data 2008年統計資料，台灣數字來自中央健保局。

醫療費用是人民對國家安心程度的象徵性指標，如果政府不把錢花在醫療費用上，會用在哪裡呢？將預算花在不必要的公共事業或無能的公務員、政治人物身上，根本就是一種浪費。順帶一提，和其他先進國家相比，日本的公共支出在全球也是很有名得高（請參照下頁的圖表）。

醫療技術會隨著科學的腳步而進步，以往沒有的檢查和治療會愈來愈普及，醫療費自然也隨之提高。這麼一來，就算沒有特別浪費，醫療費用也會逐漸增加。對病患的治療照顧愈是完善，國家整體的醫療費用當然也會愈來愈高。

如果是爲了改變醫療體系而提高費用，我是贊同的；但若只是刪減醫療費用，我認爲這種論點似嫌偏頗，光是刪減老人醫療費或醫生的診療費，對抑制整體醫療支出來說，應該沒有太大的效果。

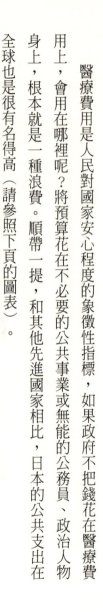

●各國公共支出

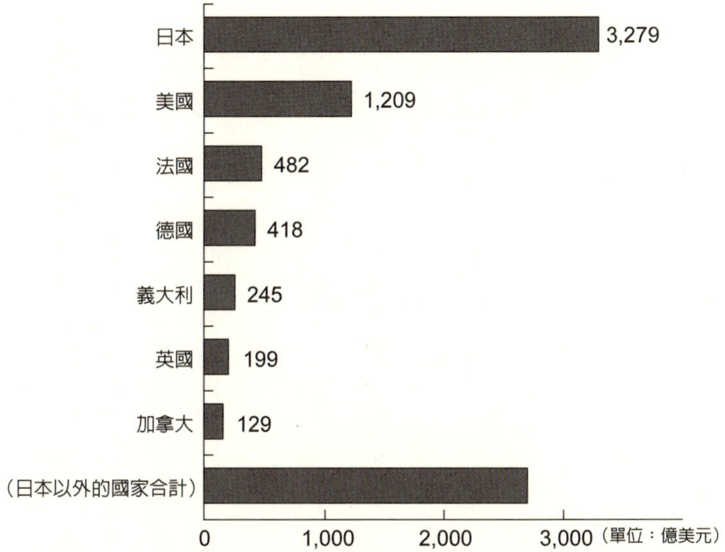

資料來源：1995年OECD資料。台灣部分經查財政部統計資料，999年為424億美元；2008年為912億美元。

這是一個惡性循環

在目前的醫療現況中，放棄提升自體免疫力的病患，對醫院來說就是一種肥羊。老實說，放棄自己，只想靠吃藥維持健康的第一類疾病病患，對國家的醫療資源就是一種浪費，同時也把自己逼上絕路。

另一方面，不懂得善加利用人體與生俱來的自癒力，對眞正需要醫生幫助的病患也會造成麻煩。根本不需求助醫生的病患，卻蜂擁上醫院或診所，讓眞正需要醫生仔細看診的病患，得不到妥善的醫療照顧。

最近大家常常聽到「癌症難民」這個名詞，可見立志要和癌症病患一起對抗疾病、願意竭力治好病患的醫生愈來愈少了，這也導致找不到好醫生的癌症病患愈來愈多。若要追根究柢，我想是因爲當今的醫療生態製造出太多的肥羊病患。

在這種種醫療生態下，想要努力救治病患性命而投身這個行業的年輕醫生們，面對的都是不需要醫生也能痊癒的第一類疾病病患。久而久之，許多年輕醫生也會逐漸失去鬥志，對工作的態度愈來愈消極。

如何讓醫療資源用對地方

經過我的說明後，我想大家應該已經非常了解肥羊病患造成的負面影響。但如果有一天，這些肥羊病患都消失了，醫生會很傷腦筋嗎？短時間之內也許會讓醫生的收入有落差，但醫生也必須改變自己的心態才行。就結果而言，其實對醫生一點影響也沒有，因為醫生也不是笨蛋，就算少了肥羊病患，一定也能找到其他生存之道。

我自己也是醫生，沒必要故意出這種自尋死路的點子，而且我也不是為了解救肥羊病患才寫這本書的。我之所以寫這本書，有兩個原因。第一是希望有朝一日能將第二類疾病都變成第一類，將第三類疾病變成第二類、甚至第一類。第二則是盼望能改善醫療環境，讓醫生更能發揮本領、更舒適地看診，甚至專心埋首於研究工作。

治療第二類疾病的病患，或是研究如何將第三類疾病變成第二類疾病，不但耗費金錢和時間，同時也不是件很有效率的事。關於這一點，我們要以更寬容的態度來對待。但在目前薄利多銷的醫療體制，以及要求合理化、抑制醫療費用的政策下，這是絕對無法達成的課題。

我們以癌症爲例，如果是初期或第一期的話就算了，從第二期後半到第四期，光靠現今的三大主要治療方式（手術、放射線、抗癌藥物）、標準治療程序（依照標準治療手冊進行，不加斟酌調整），實在很難完全抑制癌症的復發或轉移，而確實日本目前有超過半數的癌症病患，會在三年內復發或轉移。就這點看來，現今的醫療環境，絕對不是能讓癌症病患安心的狀態。

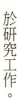

這些癌症復發或移轉的病患，多數都沒能及時發現癌症，但其實是主治醫生沒能讓病患及早發現，因此除了三大治療方法，應該要再尋找其他治療方式。

三大治療方法只能說是延長時間的手段，我認爲光靠標準治療手冊的三大治療方式來醫治癌症（所有慢性病患都適用）的想法是錯誤的。想要治療癌症，應該依照每個人不同的狀況適度調整，藉著心理治療、改善營養、血液循環，或是恢復自律神經的平衡、提高自癒力，這才是必要的。

中期的癌症或復發、移轉的癌症，光是照本宣科的治療方式，是無法讓病患痊癒的，應該要採酌每種方法的優點，重新組合才行。爲患者進行合適的手術、選擇抗癌藥物，決定劑量、給藥方式、放射線的照射量、照射方法，同時加入中醫療法或替代療法等，這些項目都缺一不可。我相信這麼一來，治癒率一定會提高很多，但相對的也會消耗不少金錢、時間以及人力資源。這種做法相對於追求效率化的現代社會，似乎顯得格格不入。

醫學研究也是如此。針對一定要治療的病人進行研究，這跟經濟效益可是背道而馳。無論企業或國家，通常不會把錢砸在需要花時間的研究上。很難治癒的疾病，多得數不完，比方說癌症、神經麻痺、視覺障礙等，不勝枚舉。

我認爲想要致力於解決這些疑難雜症的醫生，其實不在少數。擁有聰明頭腦的醫生相當多，但可惜現在的大環境，並沒有給他們能夠將這樣的想法和頭腦好好發揮的舞台。一旦掌握莫大的權力和金錢，我的兩個想法很容易就能實現，但事實上我沒有權力也沒有金錢，因此只能尋找其他的解決之道。

我一直在思考有沒有辦法讓上述兩個希望真正實現，最後我得到的答案是：醫生和病患一起努力，讓肥羊病患消失，是最實際、同時也是對所有人都好的方法，是決定醫療和醫學今後走向的關鍵對策。

再怎麼有理的論點，如果無法獲得對方的理解，是不會讓人願意付諸於行動的，而且只要既得利益者還在，事情就無法有重大改變。唯有當每個人都能感受到好處時，才會願意起來行動，事情才有改變的可能。

將第二類疾病變成第一類疾病、將第三類疾病變成第二類、甚至是第一類疾病，是所有醫生的共同願望。如果可以參與這樣的醫學計畫，又不必擔心生活家計，全心投入研究或臨床實驗，我想這對醫生來說是非常幸福的。然而，現況是很多醫生雖然有心，卻礙於工作忙碌以及顧及家計，而無力實現心願，他們對這樣的自己充滿了無力感。

如果能減少沒有意義的負擔、增加有意義的工作，我想任何一位醫生都會感到高興的。要是有醫生不因此覺得高興的話，我想他已經不是醫生，只是普通的生意人，根本不必爲他們操心；若能就此淘汰這些無用的醫生，也是喜事一樁。

醫療體制一定會改變！

很多醫生對醫療制度都感到不滿，他們不滿不是爲了自身的利益，而是想到患者的處境。但是光憑醫生的力量，要改變當今的醫療制度，實際上是不可能、且無能爲力的，包括我自己在內，所有醫生都非常了解這一點。

擁有俠義心腸的醫生高舉正義的旗幟，結果卻被巨大又僵硬的醫療體制擊垮，而且喊得愈大聲，只會對自己愈不利。就算有國家權力爲後盾，也無法獲得任何回報，只會讓自己陷於絕境。

我當然也不認爲光靠正義或道理，就能改變當今的醫療體制，況且勉強去改變也沒有任何意義。在改變醫療體制之前，應該要先思考改變的目的何在。或許我已經重複了好多次，但我還是要不厭其煩的再說一次：完全治癒第二類疾病，將第三類疾病變成第二類、或是變成容易治療的疾病，是我由衷的願望。

有什麼方法可以達成我的願望？眼前的選項裡面，我認爲肥羊病患的消失是最實際、也是最可行的。肥羊病患愈多，醫療體制就愈不可能有改變的一天。看看現在的政局就可以知道。民選制度就是貫徹民主主義，但事實並非如此，面對現在的政局，相信很多人都會萌生「怎麼會有如此愚蠢的事情發生？」的感覺，對政府政策感到憤怒的人，肯定不在少數。社會保險廳居然將民衆的年金記錄搞丟，這種根本不應該發生的失誤，如今卻發生了。

依照常理判斷不可能發生的事卻發生了，是因爲肥羊選民人數衆多。雖然還稱不上愚民政治，但日本的現狀卻已經相當接近。聽信候選人的好聽話、盲從候選人的超高人氣、人情壓力、因爲認識、長相好看、知名度高……因爲荒唐的理由選出荒唐的議員，形成荒唐的國會和政府，擬定出荒唐的政策。到頭來，純眞的肥羊選民就是逼死自己的兇手。這些政治人物或官僚總是在找肥羊選民，只要肥羊選民人數夠多，這個社會就無法改變。

回到正題。如果病患能夠覺醒，不再扮演肥羊病患，一定能扭轉現在破敗的醫療生態與薄利多銷的惡劣制度。

我認爲沒有必要刪減醫療費用，只要肥羊病患不存在，馬上就能將三十三兆日圓的醫療費用節省一半以上支出。這麼一來，門診人數一天頂多五到十人，就能支撐醫院的營運。

醫生一天只看五到十人，醫病關係才會出現人與人的對等溝通，才能進行讓自己滿意的醫療品質；提高醫生的成就感與受人尊敬的程度。許多慢性病患就算生的是同一種病，每個人的情況也不相同。醫生好好和病患溝通，才能和病患一起找出最合適的治療或提高自癒力的方法。

最終

喜劇疾病可以交給自癒力負責，這是我的論點，因爲人體的自癒力本來就能治好疾病。身爲醫生不應該把喜劇疾病當成對手，而要與悲劇疾病相對抗。明明是靠自癒力就能痊癒的疾病，卻跑去找醫生，是非常浪費社會資源的事。

但我們固然要改進過度浪費醫療費用的現象，必要的醫療費用卻絕對不能節省。也就是說，花在喜劇疾病上的醫療費用是一種浪費，會排擠、壓縮其他必須支付的醫療費用。我認爲如果政府爲了將第三類疾病變成第二類疾病、第二類疾病變成第一類疾病需要花錢，多投注一點醫療費用是值得的，任何一位國民對於將國家經費花在這上頭，應該都會表示贊成。像現在這樣稅金被濫用在公共工程和公家機構上，我想應該沒人繳稅繳得很開心；但如果稅金是用於將悲劇疾病變成喜劇疾病，我會很樂意繳稅。

醫療資源應該要用在非治不可的疾病上，而不是把錢花在容易治療的疾病上。國家經費不應該用於建立一個美麗或強盛的國家，而是打造一個讓民衆安心的國家。

但社會風氣總是逆向而行，要對抗這股潮流，每個人都要有獨立思考的能力、不讓自己成爲肥羊，是最重要的一件事。肥羊一定會被聰明的有錢人、政治人物和官僚利用，因此千萬不要成爲肥羊病患、肥羊顧客、肥羊國民。

只要每個人都有自覺，改變社會風潮的思想一定會發芽，當然，醫學或醫療現狀也是。我是對新風潮的發芽充滿了期待，才寫下這本書的。衷心盼望這個世上，悲劇疾病能就此消失，而我的幻想也差不多該到此結束了。

二〇〇九年一月　**岡本裕**

致謝

本書的出版獲得許多人鼎力相助。

首先，我要對敦促我出版本書的大石芳子社長致上深深的謝意，要是沒有大石社長的大力幫忙，這本書也不會有問世的一天。

感謝Kumi Antiaging Labo株式會社的大平久美子社長將大石社長介紹給杉本純社長，在此借用篇幅表達我的謝意。

我還要對在百忙之中抽空親自審閱原稿、即使有銷售風險還是毅然決定出版的杉本純社長，表達誠摯的感謝。

感謝EAZAMIN研究所的阿部秀紀，讓我有機會認識大石芳子社長。

最後，感謝e-Clinic所有工作同仁不厭其煩地重複閱讀本書原稿，並給我中肯的建議。